カイロプラクティック物語

仲井 康二 著

たにぐち書店

はじめに

　この本の内容はフィクションです。しかし多くは事実に基づいています。多くは自分の体験がベースになっています。自分がアメリカのカイロプラクティック大学に入学したのは1980年代ですから、30年以上も前の話しになります。そこで昔の体験を現代風に少々アレンジしました。また登場している人達も殆ど実在します。名前だけ変えた多くの登場者は、今でもアメリカで活躍し続けています。実名の人もいます。自分と同じように日本に帰国している方々もいらっしゃるので、この本を読んだら、「これ、俺の事じゃん、あの野郎！勝手に書きやがって！」と腹を立てる人もいるかと思います。そこで承諾を得ずに紹介したことを、この場をお借りして丁重にお詫び申し上げます。

　主人公のコウタこと大石光汰は、もし自分に男の子が授かったら名付けようと考えていた名前です。残念ながら男の子には恵まれなかったのですが、コウタはこの本の中で大暴れしています。実際に男の子が生まれたら、きっとコウタのような男の子に育ったと思います。

　この本は、カイロプラクティックとは何なのか？　今では全国どこでも看板が見られるようになったカイロプラクティックとは一体何をしているのか？　整体とカイロプラクティックは同じなのか？　違うのか？　と疑問を抱いている方々に、本当のカイロプラクティックを

少しでも正しく理解してもらえるようにと願いながら書きました。もちろんカイロプラクティックの全てを紹介できたとは考えておりません。本当のカイロプラクティックの一端でも伝えられたらと願っております。

　この本を読んで、すでにカイロプラクティックの治療を受けている方々が、「ヘーッそうだったんだ～！」と再認識してくれたり、いつも通る道に看板を出しているカイロプラクティック治療院では、こんなことをやっているのかと少しでも興味を抱いて頂けることを期待して書きました。またカイロプラクティックの中には、数多くのテクニックがあることも知ってほしかったこと、そしてカイロプラクターが用いる、その他の治療法もご紹介したいと考えました。

　日本で勉強なさった先生方も、本に登場する先生方と同じく心からカイロプラクティックを愛し、少しでも皆様の健康に役立とうと日々奮闘しています。日本全国の人達に、カイロプラクティックは医療であること、そして代替医療を代表する存在であることが少しでも伝われば、この本を書いた目的が果たされることになります。実現することを心より祈っております。

　分かりにくいカイロプラクティックの専門用語や、医療用語が入っていますが、なるべく専門用語を使わず、また使う時は注釈を入れるように努めました。

目　次

はじめに　3

第1章　いざアメリカへ ───────── 9
　ある日、本屋で……　10
　アメリカへの道、大学への道　11
　カイロプラクティックとの出会い　15
　カイロプラクティックって？　17
　初めてのカイロプラクティック　19
　ヒロ先生との出会い　24

第2章　治療体験 ───────── 33
　再　診　34
　マナブの場合　43
　リチャード・クリスタルの父親の場合　56
　フジッペの場合　68

第3章　カイロプラクティックの歴史 ───────── 81
　ヒロ先生の家　82
　ヒロ先生の友人　98

第4章　ヒロ先生の治療 ——————— 103
キャンプへ　104
ヒロ先生の治療理論　113

第5章　僕の学生生活 ——————— 127
アメリカの学生生活　128

第6章　ソノエ先生の治療 ——————— 137
ソノエ先生の正体　138
ソノエ先生とのデート　140
ディバーシファイド　143
ホメオパシー　147

第7章　ジョン先生の治療 ——————— 155
不思議なジョン先生　156
ガンステッド　160

目 次

第8章　テリーとの談話 ── 167
　先輩テリー　168
　UCLAでの生活　169
　ローズボール　174

第9章　ロッキー先生のテーマソング ── 183
　ロッキー先生　184
　ロッキー先生の悩み　186
　SOTのチェアマン　189
　コウタの未来　193

第10章　ウォルター先生との出会い ── 197
　ウォルター先生　198
　ドクター・ウォルターの治療　201
　ペルーとウォルター先生　205

第11章　コウタよ！ ──────── 209
　　デイジャーブー　210
　　高校の同級生との飲み会　212
　　陽はまた昇る！　215

おわりに　217

第1章
いざアメリカへ

ある日、本屋で……

　その日の早朝、僕は愛車のスカイブルーのカルマンギアに乗り込み、パサディナ・フリーウェーを北上していた。この時の僕はパサディナ市立大学の1年生。自分の夢を叶えるべく、渡米3年目にして、ようやく大学1年生というキップを手に入れた。この大学で必要単位をそろえ、夢のUCLAに編入して、アメリカに来た最大の目的、アスレチックトレーナー（ATC）の資格を取得するのだ。

　僕は昔からスポーツが好きで、漠然と将来は何かスポーツと関連した職業に就きたいと考えていた。高校を卒業しても自分の将来の夢が見えず、予備校に通ってる間も不完全燃焼の自分に苛立っていた。中学は野球、高校はラグビーに熱中した。もちろんトッププレーヤーにはなれなかったけど、スポーツに対する熱意だけは常に抱いてきた。有名ではないけど、某大学がラグビー部に勧誘してくれた。だけど高校で数回骨折したため、大学でラグビーを続ける気持ちにはなれなかった。それでも諦め切れない、いつもブスブスと燻っていた。何かあるはず、自分が探し求めている仕事がきっとあるはず、そう思いながら毎日を過ごしていた。
　そんなある日、本屋で1冊の本に出会ったのである。テーピングの方法を説明しながらスポーツトレーナーの仕事を紹介した本だった。アメリカではスポーツトレーナーがそれぞれのスポーツ選手にテーピングを施し、トレーナーとして活躍しているという本で、どんなスポ

第1章　いざアメリカへ

ーツでもプロのトレーナーが活躍しているという内容だった。
　「これだ！」僕は思わず叫んでしまった。一流の選手にはなれなかったけど、一流の選手を育てることができる！　トップトレーナーになって、有名選手を次々と育て上げ、僕は一躍有名トレーナーになる！　これだ、これしかない、僕は居ても立ってもいられない興奮状態で、急いで本を購入して、新宿通りを走り抜けた。
　もう決まり、僕はトレーナーになる！と鼻息荒く公衆電話に向かった。まずは家族に報告して、この人生最大の決断を伝えなくては、
　「母さん！　決めたよ！　僕、アメリカに行く！」
　「……ヘッ？　どちら様ですか？」

アメリカへの道、大学への道

　　ある晩の家族会議……。
父「お前ね、そんな簡単にアメリカ、アメリカって、お金はどうすんだい？」
僕「お金は必ず返します。将来への投資だと思って、僕に留学資金を貸して下さい。」
母「アンタね、英語も全然話せないのに、それにいつも英語の成績は悪かったでしょ？　高校ではあんたの成績は歩行練習みたいだって担任の先生に言われたのを覚えてないの？　イチ、ニ、イチ、ニって。まして英語なんて、追試を3回も受けてやっと3年生になれたのよ。卒業だってラグビー部だからって、やっと許可が出たの忘れたの？　何

― 11 ―

を血迷ったの？」
僕「それは目標がなかったから、英語を勉強する意味が分らなかったから、やる気にならなかったんだ。今度は違う、目標ができたんだからしっかり勉強するさ。」
姉「あなたは何時もそう言って何かを買ってきては、1ヶ月もすれば冷めてゴミ箱に捨ててたんじゃあないの？」
僕「今度は違う、僕の人生の最大の目標が出来たんだよ、遊びなんかじゃないんだ、本気なんだ。」

　数カ月に渡ってこんなバトルが毎晩のように繰り返された。ある時は茶わんが宙を舞い、お箸が飛び交い、食卓はひっくり返り、近所迷惑だと隣の親父が怒鳴りに来る晩もあった。しかし僕は屈しなかった。もう誰にも止められない。僕は真剣なんだ。もう頭の中は100％アメリカになっていた。もうユーエスAなのだ！　ディス伊豆アペンなのだ、文句アkka！　ハア、ハア、Hah！なのだ。

　最終的に折れた（諦めた）父はお金を貸してやるけど、返すという証書を書けということで決着がついた。ついでに母と姉からもお金を借り、もちろん借用書を作成した。（この人達は、後で知り合いの弁護士に証書を見せて、公的に通用するか確認していた。なんという家族だ！）

　さて次は、アメリカのどこに行くかだ。アメリカと言えば、金髪の女性がビキニを着て、ビーチを歩き、「ヘイ、ハンサムボーイ、カムヒアー」に決まってる。（何が決まっているか分らない）カリフォルニアでしょ！　金髪の女性（ムフフ！）とすでに目的から外れている

ような気もしないではないが、僕はロス（LA）にある英会話学校に行くことに決めた。

　両親には家族が「何かあったときに直ぐに帰れる場所が」とウソぶいた（それならシアトルでも、サンフランシスコでもいいでしょ？）。実は頭の中はUCLAで決まり！　って感じになっていたのである。子供の頃、大好きなアメリカンフットボールの試合をテレビで観ていた時、僕はUCLAの大ファンになったのだ。あのスカイブルーと黄色のユニフォーム、金色のヘルメットと、そのメットの横に描かれたUCLAの文字に憧れていたのである。そして新聞社に勤める父親は、不敵にもUCLAのライバル校であるUSC（南カルフォルニア大学）を卒業していたのである。つまり父親に対するライバル意識でもあった。何をしても追い超せない父親を見返すには、UCLAしかないと考えていたのだ。しかもUCLAには綺麗な女性が多いと聞いていた。これも本筋から違脱しているが。

　学生ビザも取ることができ、いざ出陣である。

　ロスに着いた。暫くしてから友人の助けを借り、車の免許も取得した。まずはUCLAに入学するためにTOEFLの試験を受けなければならない。僕は、生まれて始めての猛勉強を開始した。（おそらく普通の人並みの勉強量）。そして高校卒業までABCを最後まで言えなかった僕も、2年後には、Hi! How are you today?　程度の素晴らしい英語力がつき、TOEFLの点数も次第に伸び、目標の600点も射程距離に入るようになった。

　しかし、ここで人生最大の試練に襲われる。なんと当時のUCLAは、留学生を1年生からは受け入れていないことが判明したのである。つ

まり3年生のジュニアからか、または院生以上しか編入できないのである。

州立大学であるUCLAは、地元の繁栄を担っているのだけど、留学生が増え過ぎ、しかもその留学生達は州立教育機関の恩恵を受けるだけ受けて、卒業後は自分の国へ帰ってしまうのだ。何のために教育しているか分らないと抗議が出たらしい。

僕は毎日のようにUCLAのアドミニストレーションオフィスに通い続け、

「お願い、何とかして、入学させて、お願い、私日本人、勉強頑張る、足も速い（？）、顔も悪くない（？）、ダーリンお願い、ウッフーン」と何とか入学できる隙間を見つけだし、大学に潜り込もうと試みた。が、結果はダメ、3年生に編入しなさいの一点張りであった。しかし、顔見知りになったアドミニストレーション・オフィスのオバさんがUCLAの姉妹関係に近い市立大学に行けば、UCLAに編入しやすいと教えてくれた。

その大学こそは、パサディナ市立大学であった。そう、知る人ぞ知る、かのローズパレードが毎年元旦に行われるパサディナ市が運営する大学である。また知る人ぞ知る（当たり前だっつーの！）ローズボールが行われるスタジアムがある歴史ある由緒正しい美しい土地である。しかし当時のパサディナの黒人街は、アメリカで最も麻薬取引が盛んな場所でもあった。こうなったら3年生からの編入しかないと決心した僕は、パサディナ市立大学に入学することにした。入学は簡単でも卒業は難しいと言われるアメリカの大学への第一歩、そしてスポーツトレーナーへの道がまさに開かれたのである。

第1章　いざアメリカへ

カイロプラクティックとの出会い

　快適に愛車を走らせながら、その日の朝一番のクラスに向った。パサディナフリーウェイは古いフリーウェイで、東京の首都高速道路に似ている。カーブが多く、車線も2車線しかない。片側が4車線以上もある一般のフリーウェイとは大違いだ。真相は明らかではないが、このフリーウェイであの有名なジェームズ・ディーンが交通事故を起こして死んだと教えてもらったことがある。
　まさか、そのリーバイス・ジーンズ＝ジェームズ・ディーンと僕が同友になるとは夢にも思わなかった。
　いつものように右へのカーブ（150R）、充分に減速してから内側の車線をアウト、イン、アウト走行していた愛車カルマンギアの左後方から、突然、昔の典型的なアメリカの大型乗用車フォード、グラナダが体当たりしてきたのである。何が起こったのか理解できないまま、僕と愛車はさらに右側にスライスしながらガードレールに直撃した。跳ね返された車は、ギィッーと音を立てながら回旋し、反対側のガードレールにぶつかった。ハンドルにしがみついていた僕は、愛車が止まることと、後続車が来ないことだけを祈って正面を向いていた。止まった。後続の車は離れていたらしく、玉突きにならずに停車した。
　助かった！
　僕の愛車に追突した黒塗りの大型乗用車は、右側のガードレールにぶつかって停止していた。車を降りてみると、何とまだ10代後半くらいの男の子が運転していたのが判明した（アメリカは16歳から車の運

転免許が取れる)。

　警察もすぐに到着。僕が怪我をしていないか確認し、事故の調書を素早く取り、車を移動するようにレッカー車を呼び、素早い手さばきで事故処理をしていた。もちろん僕に落ち度はない。相手の確認などを済ませた僕は、愛車のエンジンが再びかかるか確認。何とかエンジンがかかる。ガードレールに当たった傷が数カ所あったが、大きなダメージはなくて済んだ。警察との手続きを終え、許可を得て取り敢えず大学に向うことにした。大学の駐車場で友人が「事故ったのか？」と車を見て心配そうに顔を覗きこんできた。おそらく緊張の余り、引きつった顔をしていたに違いない。「I'm fine……（元気さ）」というのが精一杯だった。

　大学のカフェテリアでランチを食べていると、事故の話しを聞きつけた数人の友人に取り囲まれた。

　「コウタ、大丈夫か？　弁護士はいるか？　病院に行って検査を受けた方が良いぞ、がっぽり金を請求したほうがいいぞ。」

　などと次々とアドバイスをしてくれた。どうもアメリカでは、事故の被害者である場合は、がっぽりと賠償金を請求できるらしい。ぶつけられた相手も分かってるし、警察も調査しているとなると、被害者である僕は、弁護士の腕次第で、大金を手に入れるチャンスなのだという。お前はぶつけられてラッキーだとも言われ、なんか奇妙な気分でいた。

　そんなやり取りの中で、一人の友人が、

　「コウタ、カイロプラクティックの治療を受けた方がいいぞ。」

　とアドバイスしてくれた。

エッ何？　カイロ？　プラスチック？　何だそれ？　エジプトの首都のこと？　エジプトのカイロで作ったプラスチック？　何なの？　そのカイロ何とかって？

カイロプラクティックって？

　友人によると、カイロプラクティックはアメリカで生まれた手技療法で、交通事故でのむち打ち、腰痛、頭痛、肩凝り、捻挫や打ち身など多くの症状に苦しんでいる人達がカイロプラクティックの治療を受けているという。カイロプラクティックは国で法制化されていて、普通の整形外科医などと同等の資格を持ち、レントゲンも撮ってもらえるらしい。
　「どんな治療をするの？　注射とかもするの？」
　と恐る恐る聞いてみると、治療のメインは脊柱の歪みに対する治療で、うまいカイロプラクター（カイロプラクティックを施すドクターの名称）であれば、全然痛くないし、注射もしないし、逆に気持ちいいぞと教えてくれた。でもアメリカ人は大きいし、力も半端じゃないから痛そうだというのが、その時の印象であった。大雑把な人も多いし……
　事故車を行き着けの修理屋に頼みに、同行してもらった友人にアパートまで送ってもらった。事故のダメージや外傷はなかったが、何となく首が痛いし、だるさがある。カイロプラクティックという言葉が脳裏に浮ぶ。いや、訴えればがっぽり大金が入ると教えられたことが

忘れられないでいたのかも知れない。アメリカでは裁判で勝訴すれば、受けた医療費の3倍の金額を手に入れることができるそうで、その内の1/3は被害者が見舞金としてもらえるらしい。残りの1/3が弁護代となる。

　そうだ、日本人のカイロプラクターがいるかも知れない、誰か知っている人がいるかも知れないと思い、日本人の友人に電話してみることにした。

　ロスには、もう10年以上アメリカに住んでいる姉の古い友人がいて、最初の頃は何かと世話をして頂いた。幸い連絡が取れ、聞いてみると

　「それならドクター大柳（もちろん仮名ですので探さないように）がいいよ、腕もいいし、性格もベリーグット！　是非行ってごらん」と電話番号まで教えてくれた。幸い、電話番号から察すると余り離れていない場所にありそうだ。そうだ日本人用のタウンページに載っているかも知れないと思い、カイロプラクティックで調べてみた。結構、日本人のカイロプラクティック オフィスの広告が載っている。ヘーッ、ほんとにアメリカではカイロプラクティックというのは一般的なんだなと変に感心してしまった。同時に安心したことも確かだ。

　タウンページにはドクター大柳のオフィスも載っていた。ラッキー、パサディナから近いことも判明。早速電話してみる。

　女性の声「Hello. Dr.'s office. May I help you?（こんにちわ、ドクターのオフィスです。何か御用ですか？）」

　オイオイ英語だよ。思い切って「すみません、日本語でも大丈夫ですか？」と聞いてみると「大丈夫ですよ」と流暢な日本語での対応。ホッとして日本語で自分の事故の説明と明日のアポイントメントをと

った。大学に入る前の健康診断以来の医療体験となる。ちょっとドキドキの気分である。

そして、この経験が僕の人生を大きく変えるきっかけになるとは、もちろん予想もしていなかった。

始めてのカイロプラクティック

翌日、事故修理のために車のない僕は、大学の友人に迎えに来てもらって大学に向った。授業が終わってからは、日本人のガールフレンドに迎えにきてもらい、ドクター大柳のオフィスに同行してもらうことにした。何となく一人では不安だったのと、自分よりもアメリカ滞在が長く、英語が達者な彼女がいれば、何か分らない時に助けてもらえると企んだのである。何せ、始めての体験である。鬼がでるか、蛇がでるかの心境なのである。

オフィスは8階建てのメディカル・ビルディングの4階にあった。アメリカではよく見られるが、ひとつのビルに色々な医師のオフィスが入った医療専門ビルがある。これは総合病院とは違って、それぞれ独立した医師が同じビルで開業している。内科、外科、眼科、耳鼻科などに混ざって、カイロプラクティック・オフィスが入っている。まさしく同じ医療レベルで対応している証拠である。

大柳カイロプラクティックオフィスの入り口は透明なガラスの扉で、3人のドクターの名前が書かれていた。ドクター大柳（Dr. Hiro Oyanagi）、Dr. Elizabeth Gelford、Dr. Wesley Maeda（前田）の3人であ

る。ドクター大柳以外の先生はアソシエートドクターといって、場所を提供してもらい、一緒に働いているドクターで、後で聞くとドクター大柳（以後、ヒロ先生）はカイロプラクティックの大学でテクニック（手技療法）を教えていて、ヒロ先生のオフィスで働きたいと志願する卒業生が後を断たないそうだ。

　中の様子を覗くと、正面に受付があり、記名（サイン）をする用紙が置いてある。これは、その人がちゃんと来院した証拠として残すためだそうだ。そうすれば、保険会社は本当に患者さんが来ているか確認することができ、不正請求を防止することができる（素晴らしい、日本も見習うべき）。

　勇気を出してオフィスに入る。静かなBGMが流れていて、日本の町中の医院とは雰囲気が全く違う。何かホテルのフロントのようで、治療院の待ち合い室という感じはない。

　受付の窓が開き、おそらく昨日、電話に出たと思われる30代の女性に、

「大石さん？」

と声をかけられる。

「ハ、ハイ、わたくし大石と申します。大きな石と書いて大石です、ハイ。」

「こちらの初診表に住所や症状を書き込む場所がありますから、住所以外は日本語で書いて下さい。出来たら声をかけてくださいね、アッ、海外保険の保険証お持ちですか？　コピーをとりますので貸して頂けます？」

「ヘッヘーお代官様、こちらでございますー」

第1章　いざアメリカへ

「バカ！（ガールフレンド）」

どうも慣れない場所に来ると緊張する。

初診表には来院日、名前、生年月日、年齢、性別、住所、主訴（現時点で痛い場所や症状）、既往歴（今までに大きな事故や病気をしていたら書き込む）、家族歴（家族の中に高血圧や糖尿病などの既往歴があれば書き込む）、その他に過去1～2ヶ月に起こった頭痛、吐き気、目眩などの症状や体験をスケール（0～4）する項目が100種類以上あって、全部を記入するのに30分ほどかかってしまった。こんなに自分や家族のことを色々と聞かれたのは生まれて始めてである。日本の病院でこんな多くの質問表を書いた経験は無い。

高校で足を骨折したときも、保険証を出して、2時間ほど待たされ、やっと名前を呼ばれた時に看護師に、

「どうしましたー？」

「見れば分るでしょ！　足が痛いの！　像の足ほどに腫れてるのが見て分らんかい！ゼイ、ゼイ」

「ほんと、見事に腫れましたねー、それでは中に入ってー」

「そんな簡単に言ったって、足が痛くて歩けないの！」

「でも病院までは来れたんでしょう？　ホレホレ。」

「イテテ！もっと優しくできんのかい！このババー！」

（あまり良い思い出ではない……）。

書き終えた初診表を渡すと、直ぐに「そちらのドアからお入り下さい」とドアを開けてくれた。中は個室が並んでいて、AからEまでの記号が付いている。僕は一人になるのが不安なのでガールフレンドに同行してもらい、"C"の部屋に通された。だって入り口に名前が書

かれてあったアメリカ人が来て、わけの分らない医学用語を右から左に並べられ、「エッどうしたい？　エッ分らんのかい？　阿呆な日本人め、ケッ！」と舌打ちをされ、軽蔑の眼差しで笑われたら嫌だし……

　部屋の中は４畳半ほどの広さで、イスが２つと中央に治療台と思われるテーブル、そして色々な検査器具と思われる道具が並べられた棚、壁には骨格や筋肉の絵が貼られていた。そして反対の壁には幾つもの賞状らしきものが入った額が並べて貼ってあった。

　暫くすると心配していた通り、ヒロ先生ではなく、日系人と思われる先生が入ってきた。先生、僕はまだアメリカに来て３年目で、その前はABCも最後まで言えなくて、これでも苦労したんです。やっと大学に入学しまして、近くのパサディナ大学、先生も知ってるでしょ？英語力は大分ついたけど、イヤね、普通には話せますよ。でもね先生、僕はスポーツトレーナーを目指してましてね、英語がメジャーじゃないんですよ、などと説明しようとした矢先、

「大石さん、交通事故だったね。大変ね。どんな事故だったか説明して下さい。」

とちょっとクセのある日本語であった。

　何だ日本語話せるじゃん、早く言ってよ。変に緊張したではないかと思いながら、昨日の事故の詳細を説明した。

「裁判になるなら、レントゲン検査が必要です。でも保険会社だけの処理なら、症状も沢山ないし、レントゲンは撮らないようにしますか？　レントゲンといっても放射線だから、必要なければ撮らないほうがいいよ。」

　なるほど、それもそうだ。レントゲンは放射線だ。

第1章　いざアメリカへ

　後で感じたことだが、アメリカ人は放射線の恐さを充分に理解していて、レントゲン検査を拒否する人も多い。放射線の害を肌で感じているのだ。それに対して、世界で唯一、原爆投下による放射線被爆の恐ろしさを経験しているはずの日本人が、どこの病院でも平気でレントゲン検査を受けている。人間ドックと称して、毎年毎年胸のレントゲン検査を受けている人達さえいる。医師の言いなりで、自分の体がどれだけ放射線に曝されているのか知ろうとしない。原爆を落とした国の人達が放射線の恐ろしさを深く理解していて、被曝した国の人がこうも無頓着なのは全く変な話しだ*1。

「アッハイ、別にそんなに痛く無いし、でも必要なら撮って下さい」

「それなら検査をして、必要なら撮ろう。他に事故の後で気になることない？　気持ち悪いとか、フラフラするとか？　ご飯食べれないとか？　寝むれないとか？　イライラするとか？」ここでも質問攻めが始まった。

「アー昨日は余り寝むれませんでした。生まれて始めての事故で興奮してたかも、ご飯は普通に食べました。イライラするのはいつもです。短気なんで……」

　こんなやり取りが暫く続いた後、「血圧計るね」と言って計測してから、ドクター前田は「ではもう少し待ってね、大柳先生がすぐに来

＊1　実際に放射線には発ガン作用があり、国際放射線防護委員会が、日本では将来、毎年13,500人が医療被ばくによる発ガンで死亡するという危険率を推定している。日本では毎年、広島や長崎で投下された原爆の数発分の被ばくを、医療の場で受けていることになる。その最大の原因は、集団検診などで用いられているレントゲン撮影にあるという（近藤誠『患者よ、がんと闘うな』文藝春秋）

ます」と言って部屋から出て行った。

　こんなに沢山の質問を受けたのは生まれて始めてだ。高校の時に東京の立川駅で他校の高校生と喧嘩になって、気が付いたらおまわりさんに首根っこを捕まれ、立川警察署で調書を取られた時だって、こんなに色々聞かれなかった。でも尋問を受けているというより、自分でも気にしていなかった部分まで聞かれて、アッそう言えば、ということも色々あった。普段気にしていないことが案外にあるんだなと感心してしまった。

ヒロ先生との出会い

　それから2〜3分待っただろうか、ドアをノックする音がした。ベリーグッドなヒロ先生に違いない。なぜか緊張してきた。背筋を伸ばして、「ハイッ」と大きな声で答えてしまった。
　ドアが開くと、ちょっと太めの30代後半と思われる男性が笑顔で入ってきた。後ろには先程のドクター前田が一緒だ。
　「初めまして大柳です。」
　と口ひげをたくわえたヒロ先生が手を差しのべてきた。僕は反射的に握手をしてしまった。温かくて大きな柔らかい手だった。握手しただけで、何か安心感に包まれる。
　「エット、オ、オ、大石です。23歳です。来年は24歳になります。初めまして、今日は、エーお日柄も良く……じゃなかった。アー、先日は友人が大変お世話に……じゃなくて、大石光汰といいます。皆に

第1章　いざアメリカへ

はコウタと呼ばれています。実はロバートという友人に紹介されまして、イヤ、ロバートといいましても日本人なんです。ロスにいるのが長いんで、勝手に英語の名前なんかつけてるんですが、本当は哲治っていうんです。カッコつけちゃって、どこがロバートですかね？　いい年して、僕も変だと思うんですよ」と自分でも何を言っているのかさっぱり分らない。ガールフレンドは下を向いて肩を震わせている。

「アッハハハ、そんなに緊張しなくても良いんだよ。別に喰いついたりしないから、楽にして。ロバート君は知ってるよ。定期的に治療を受けにいらっしゃるからね。車ぶつけられたんだって？　大変だったね。」

とゆっくりとした大きな声だ。何かに似ているなと思ったらテディベアだ。テディーベアが口鬚をのばしたらきっとこんな感じに違いない。

「じゃあ検査してみるから、このテーブル（治療台）の端に座ってもらえるかな？」

僕は緊張の余りブリキのロボットが歩くようにギクシャクと動きながら、やっとの思いでテーブルの端に座った。

「まずは背骨を触らせてね。アリャー、歪んでるねー。事故の前から腰痛とか、頭痛はなかったの？　それとも事故で歪んだのかな？　背骨が大きなS字になってるよ。」

僕は徐々に不安になってきた。背骨がS字だって？　S字で何が悪い、Cだったらどうすんだい？　Zならいいんかい？　エッどうなんじゃい?!

「じゃあ上半身を回してみるね。右と左、アレレ左側には全然回ら

ないね。右はここまで回るのにね。」
　それがどうした？　左右均等に回らないと自分の人生が変わるんかい？　一生みじめな人生が待っているとでもいうんかい？
「今度は右腕を動かすよ、楽にしていてね、力抜いてね。前と後ろ、横は？　上がらないね。今度は反対側。前と後ろ、こちらも横に上がらないねー。」
　上がらなくて何が悪い！　これでも普通に生活はしてますよ、それはお酒も飲むし、夜更かしもしますよ。でもね、人様に迷惑をかけるようなことはしちゃーいねー。
「今度は首ね、前に倒して、痛くない？　今度は後ろ？　大丈夫？」
「チョット痛いッス。」
「今度は右に向いて、ハイ左、左側にうまく回せないね、痛みは？」
「痛みはありましぇん。」
「今度は左に倒して、今度は右、右には倒れるけど、左には倒れないね。」
　そうなんです。倒れないんです。右には倒れるのに、どうしちゃったんだ僕の体、言うことを聞きなさい。御主人様に逆らうとは不届き千万！　と次々に検査が進められて行く。
　そして自分では気がつかなかった体の動きの変化、お腹のある部分を押されると痛いということも分かった。自分では全く意識していなかったのに、押されると痛かったり、中に響いたりする場所が数カ所あることも判明した。
　その中でも面白かったのが筋力検査だ。
「力比べではないからね。無理して我慢する必要はないんだよ。こ

第1章　いざアメリカへ

れは脊髄反射といってね、ただの反射を検査するだけだから、膝を曲げて、こちらとこちらに押すから抵抗してね。」

　ちょっとまった！　こちとら中学は野球、高校ではラグビーで慣らした猛者ですぜ。百メートル11秒5で走るスプリンターですぜ。お止めなさいよ、旦那さん、恥をかきますぜ。

「今度は反対側ね。抵抗してね。アレッ？　力が入らないね。今度は膝を伸ばして、こちらに押すから抵抗してね。全然ダメだね。反対側は？　アリャリャ両方共ダメだね。」

　そんなバカな！　それは高校卒業してからは練習してませんよ。でもね時々ジョギングしたり、友達とソフトボールやったり、バスケットボール、この間はテニスもしたんですよ。

「次は横から押すからね、右は大丈夫、左は？　ダメだね。」

「さっきお腹の痛かった場所に指で触って、もう少し下、そうそう、もう一度押すよ。オッ！　強くなるね、そこはね大腸のＳ状結腸という場所でね、神経が沢山集まってる場所なんだ。事故で緊張してるのかもね。」

　ちょっと待ったー、触る前は全然力が入らなかったのに、指で触っただけで強くなっちゃうの？　そしたらズーッと指で触っていれば治るんですかね？　と不思議な体験のテンコ盛りだった。

　その他にも色々な検査を行い、検査だけで30分近く費やしただろうか。

「色々な動きが遮られてるのと、力が入らなかった筋肉も幾つかあったね。他の整形外科検査では余りこれといった異常はなかったから、レントゲンは撮らないでおこう。わざわざ被曝したくないでしょ？

レスリー（前田先生）、隣の部屋から脊柱模型持ってきて下さい。……ありがとう。これが背骨ね、こちらが後ろで、今のコウタ君の背骨は、こんなふうに歪んでいるんだ。この歪みを治してみて、今まで見つかった動きなどの異常がどこまで改善するかやってみるね。」
と色々とこれから始まる治療方針を説明してくれた。
ついに治療が始まる。
「うつ伏せで寝て下さい、背骨と骨盤を触って行くよ。次は少し後ろから押すよ。」
全然痛くない。逆に軽く押されて気持ちが良いくらいだ。
「ちょっと軽く揺するよ。」
これも気持ち良い。硬くなった部分が弛んで行くのが分る。
「じゃあ、こちら側を上にして横向きで寝て下さい。天井側の膝を曲げて、手を少し引くよ。少し体を捻ってストレッチするからね。」
ポキッ、何だ今の音は？　でも全然痛くない。
「ハイ、もう一度うつ伏せで寝よう。今度は背中のここを少し押すよ。」
ボキッ、また音がした。でも何か解放感があって気持ちが良い。
「じゃあ、ここもね。」
ポコッて感じかな。音がした後で、何故か大きな溜め息が出て、少しずつ体が弛んで行くような気がする。
「今度は仰向けになってね。首を触るよ。アリャマ、随分と硬くなっちゃったネ。随分と緊張したんだね、治療した後は眠くなるかも知れないから気をつけてね。」
そう言われなくても、僕は気持ちよくて既に眠気に襲われていた。

首を触られると余計に眠くなって行く。首と背中のつなぎ目辺りと、頭と首のつなぎ目をボキッとしたら、また自然に大きな溜め息が出て、このまま寝てしまいたい気分になった。
「じゃあ、さっきと同じ検査をするよ、こちらに押すから抵抗してね。」
　アレッ？　さっきは全然力が入らなかったのに、今度は簡単に抵抗できる。これもだ、強くなって、さっきまでヘナヘナって感じだったのが、簡単に抵抗できる！　お腹の痛かった場所も全然痛くない！
「では起きましょう。動きも見てみよう。」
　アレ？　体が回る、左右どちらにも同じように回る。腕も上がる！首も後ろに倒れる！　天井が見えなかったのに、見える風景まで変わった。左右に回せるし、倒せるようになった。どうして？　何が起きたんだ？
「これで正常な動きに戻ったね。力が入らなかった筋肉も強くなったね。みんなバランスなんだよ。事故で体が歪んで、アチコチのバランスが崩れていたんだね。このバランスが崩れた状態が残ると、色々な痛みが出たり、内臓の病気になることもあるんだよ。今日は緊張して硬くなっていた部分がリラックスしたから眠くなったり、運動後の疲れのようなものが出てくるかも知れないから注意してね。余り激しい運動はしないように。疲れが出るようなら、今日はお風呂ではなく、シャワーにして下さい。お腹の痛かった場所は、さっきも説明したように大腸と、胃の部分だから、今日は脂肪の多い食事や刺激物は避けて、消化の良いものを食べて下さい。ひょっとすると少しお腹を壊すかも知れないけど1度なら心配いりません。2〜3日経っても治らな

いようなら連絡下さい。何か聞きたいことや、質問がありますか？」
「アッ、イエ、別にありません。アッ、お酒はダメですか？」
「今晩疲れが出なかったら、少しだけならいいよ。でも飲み過ぎないように。」
「分りました。ありがとうございました、次はいつ来ればいいでしょう？」
「取り敢えず1週間後に来てくれますか？　その時に1週間の間の経過を教えて下さい。それではお大事にね。何かあったら我慢せず必ず直ぐに電話して下さい。」
と言い残して、ヒロ先生はドクター前田と部屋から出て行った。
何か狐につままれたような、不思議な気分だ。
これがカイロプラクティックなんだ。なんだ全然痛くないし、反対に気持ちよかったくらいだ。
僕は今まで普通のお医者さんしか知らなかったけど、薬は飲まなくて良いし、注射もない。痛みが増すような検査もないし、気持ちよくて、それでいてよくなる治療なんてこの世に存在したんだと感動した。
ガールフレンドも僕を送る車の中で、やたらと興奮していた。
「あんなに力が入らなかったのに、すごいよねー！　今度私も診てもらおうかなー？……」とやたら大きな声で話していたが、僕はいつの間にか眠ってしまった。
その晩も早いうちに眠くなって、いつも夜更かしする僕がなんと9時に寝てしまった。翌朝はいつも通り、6時に目が覚めた。気持ちの良い朝だった。首の重い感じもなく、だるさも完全になくなっていた。
こんな気持ちの良い目覚めは何年ぶりだろう？

たったあれだけの治療で、こんなに違うんだ。これがカイロプラクティックなんだ……

第2章
治療体験

再　診

　それから１週間後、僕は再びヒロ先生のオフィスを訪ねた。首の重さも、体のだるさも殆ど感じないほどに回復していた。お腹を壊すこともなかったし、毎日30センチ級の快便であった。気が付いた違いというと、何か視界が広がったような気がする。前よりも見える範囲が広がったような気がするし、明るくなったような気もする。そんなことはないだろうと思うが、変わった事と聞かれたら、そう答えようと思う。今回は車の修理も終わっていたので、自分一人でやって来た。まあ子供じゃあないんだから当たり前。

　前回は緊張の余り、オフィスの中を見渡す余裕がなかったが、今回は名前を呼ばれるまで待ち合い室をじっくりと観察してみることにした。前回と同様に記名した後、空いている椅子に座って見回してみると、広々とした待ち合い室には、壁に沿って肘掛けイスが並べられ、所々に観葉植物が置いてある。肘掛け椅子は腰や足が痛い人が掴まり立ちしやすいように配慮しているそうだ。それぞれの椅子の背中には腰の部分が膨らんだクッションが置いてあって、腰が丸くなって猫背にならないようにしてある。

　中央には低めの大きなテーブルがゆったりと置かれ、テーブル中央には綺麗な花が飾られている。そしてその花を囲むように色々な雑誌や本が並べられている。もちろん英語の本や雑誌、日本語の子供向けと健康に関わる本が多い。壁と天井は淡いブルーで統一され、清潔感が漂う。５分ほど待っただろうか？

「大石さん、お入り下さい」と呼ばれ、僕は前回とは違うBの部屋に通された。
　トントン「ハイ！」
　「こんにちは、どうですか？　少しは良くなったかな？」
　「ハイ、自覚症状は殆どありません。治療を受けた日は、アッ、という間に寝てしまいました。翌朝は爽やかでしたし、首の重い感じはなくなりました。浣腸、イヤ快調な日々を送っております。あと治療を受けてから視野が広くなったような気がするんです。あと周りが明るくなったような気もします。」
　「コウタ君は面白いね。目のことは後で説明するね。じゃあ前回と同じ検査を幾つかしてみよう。ここに座ってもらえますか？」
　と言われ、前回のようにテーブルの端に座り、動きの検査や、腹診というそうだが、お腹を触ったり、筋力検査などをやってもらった。首や腕の動きは前回の治療後と同じように、全く問題はなかった。
　しかし上半身を左側へ回す動きがまたまた途中で止まってしまう。上半身を左側に少し回した体勢で背骨を触り、ヒロ先生は「前回と同じ辺りで歪んでるね、これは事故じゃなくって、他に何か原因がありそうだね。」
　他の原因!?　ひょっとして病気？　内臓疾患？……ガン？　トホホホ、大石光汰や、短い人生だったね。23年の生涯だった。スポーツトレーナーになる夢は果たせなかったけど、お前はよく頑張ったよ。ウン、ウン、何も言わなくてもいいんだよ。お前の気持ちはよく分る。男だろ、泣くんじゃない、笑ってお終いにしよう。
　「では仰向けで、お腹を上にして寝て下さい。」

これが死ぬということか、意外にあっさりしているじゃないの。僕はね、ブライアン・L・ワイス博士の輪廻転生説*1を信じているよ。また生まれかわるさ。肉体は滅びても魂は不滅なんだ。

「また胃が硬くなってるね、内側の方だから食事と関係ありそうだね。」

　エッ胃ガンなのかー、そう言えば５年前に亡くなったオバーチャンも胃ガンだったな。遺伝かー、そう言えば僕はオバーチャン子だったもんな。

「これは痛い？」とヒロ先生がお腹を軽く押す。

「ちょっと奥に響く感じで痛いです。」

　そうか日本の家族や友達にも連絡しないとな。結婚もしてみたかったな。青い眼の金髪オネーチャンのガールフレンドは夢で終わるのか……

「左腕を伸ばして、少し内側に回して、こちらに押すから抵抗してね。」

　ヘナヘナ……やっぱりガンだ。全然力が入らないや。

「ちゃんと食事は食べてる？　不規則になってない？　偏ってることは確かだろうけど。」

「エー……」

＊１　ブライアンL.ワイス博士：コロンビア大学卒業後、エール大学医学部卒業。フロリダのマウントサイナイ医療センターに精神科医長として勤める。ある患者との出会いから輪廻転生を研究する。『前世療法』『前世療法２』『魂の伴侶―ソールメイト』『前世からのメッセージ』（いずれもPHP文庫）などの著書がある。

第2章　治療体験

　アーこんなことならアメリカに来る前に、大好きな鰻の蒲焼きを死ぬほど食べとけばよかった。
「それではうつ伏せになって下さい。」
　あと目黒のトンキーのカツレツ、新橋の寿司清、神田の藪ソバ、
「また少し軽く押すよ。」
　ボキッ、アー新宿のお多幸のオデン、ガンモを食べたかったー。
「ハイ、もう一度、お腹を上にして寝て下さい。」
　ボキッ、アメリカの荷物はどうしようかな、愛車のカルマンギアも売らなきゃ、ボキッ、お母さん電話して胃ガンだって言ったら泣くだろうな、可哀想に、息子に先立たれるなんて考えもしなかったろうに。
「お腹を押すよ、痛い？」
「エッ？　イエ、アレッ全然痛くない。先生、ガンが治ったんですか?!」
「ガン？　何言ってるの？　ガンじゃあないと思うよ。熱もなかったから、炎症もおきてないでしょう。少し緊張していただけでしょう。」
「胃ガンじゃないんですか？」
「誰がガンだって言ったの？」
「エッ、それは、そうですね。誰も言ってませんよね……アハハ。」
「まず食事から改善しないといけないね。治療だけでは治らないよ、自分で変えなきゃ。野菜はちゃんと食べてる？ハンバーガーやTVディナー（アメリカで売られているレンジでチンするだけで食べれるファーストフード）ばかり食べてるんじゃないの？」
　オイオイ僕を誰だと思ってるの？　男だよ、男！　毎晩男が台所に立ってエプロンなんかして、頭にはバンダナ付けて、包丁でトントン

トン、お鍋のお湯沸いたかしら？　アチッ！　アラッ、イヤダ、私、火傷しちゃったみたいーなんて出来るわけないだろうが！

「確かに外食は多いです。1週間に2度はTVディナーです。ハンバーガーはカールスJr.一本（カリフォルニアにあるバーガーチェーン店）です。浮気は断固いたしません！　あとは大学の前にある吉野屋の牛丼に週3回ほど、アメリカの吉野屋の牛丼は日本と反対で、肉ばかりで玉ねぎが足りないのが不満です。時々チキン照り焼き丼も食べてます。」

「殆ど野菜を食べてないね。」

「そんなことはないと思います。TVディナーには野菜が入ってるし、カールスJr.のハンバーガーにもトマトやレタス、タマネギも沢山入ってます。マクドナルドとは違います！」

大体アメリカでは野菜というとサラダを食べるぐらいで、他にはジャガイモ（多くはフライドポテト）しか食べていないような気がする。あとはステーキをガツガツ食べて、牛乳をガブガブ飲んでるから、あんなに縦にも横にも大きくなって、ブクブク太っているに違いない。

「どちらにしても野菜が足りないね。少し検査してみよう。ちょっと待っててね。」

と言い残してヒロ先生は部屋から出て行ったが、直ぐにビンを1つ持って戻り、

「もう一度お腹を上にして寝て、膝を曲げないで足を斜めに上げて、こちらに押すから抵抗してね。」

ドッカーンと強い。ムフフと微笑む僕。そこでヒロ先生は足の裏のある部分をトントンと叩く。

「もう一度抵抗してね。」

アレレ？　フニャフニャって感じで力が入らない。

「ではこれを口に入れてみて、舌の上にのせて飲み込まないように、もう一度抵抗してね。」

と錠剤を僕の口の中に入れる。アレマ、今度はガッツーンと力が入る。

「では口の中のものをここに出して」と言ってティッシューを渡してくれた。

「もう一度やるよ。」

フニャフニャ、アレレ力が入らない、どうなってんの？　今度は足の親指と人さし指の間をグリグリと押す。

「もう一度。」

今度は最初の時のようにしっかりと抵抗できる。また摩訶不思議な体験をしてしまった。

「今、口の中に入れたのはクロレラ、海藻から作られていて人間に必要なビタミンやミネラルが豊富に含まれていてね、もちろん複合ビタミンでもいいんだけど、市販の複合ビタミンは含有量が少なかったり、ミネラルが入ってないのが多いんで、うちのオフィスではクロレラを使っているんだ。よく留学生や単身赴任の男性に試すんだけど、野菜に含まれているビタミン、ミネラルが足りてない人は今のコウタ君のような結果がでるんだ。口に入るとね、何が入って来たか脳に伝達されるんだ。そして脳は必要な物か、いらない物かを判断するんだよ。しっかり吸収したほうがいいのか、直ぐに排泄したほうがいいのかとかね。お母さんによく噛んで食べなさいと言われるだろ。あれは

もちろんよく噛んで食べ物を小さくして消化しやすいようにしたり、唾液と混ぜ合わせるっていう目的もあるんだけど、直ぐに飲み込んでしまうと、脳が何が入ってきたか分らないから、胃や小腸への伝達が遅れたり、吸収消化が出来なくなってしまうと考えられているんだ。わざわざ高いクロレラを買う必要はないけど、含有量とか成分をよく見て健康食品屋さんで買って飲んでみたら？　このオフィスにもあるから帰りに見てごらん。」

「自分としては充分な野菜を食べていたつもりだったんですけど……」

「考えてごらん、コウタ君が食べているサラダを煮込んだら、ほんのチョッピリになっちゃうでしょ？　意外に食べてるようで、本当は食べてない人が多いんだ。日本にいる時は、お母さんがカボチャや野菜の煮物なんか沢山作ってくれたでしょ？　特に男性の留学生や単身赴任の会社員は、野菜不足で体調を崩している人が多いんだ。」

なるほどね。でも普通にご飯食べてるし、変に偏った食事でもないから、そんなに体調に影響を与えるのかな？

「コウタ君ね、毎日必ず行うことって何か考えたことがある？朝起きて、顔を洗って、朝食を食べて、車で学校行って、授業を受けて、昼食を食べて、学校から帰ったら宿題したりテレビを見て夕食を食べるでしょ。１日に最低でも２回、ほとんどの人は３回食事を摂ってるよね。それを毎日、毎週、毎月、毎年、コウタ君は何歳だっけ？　23歳か、じゃあ23年間１日に２回〜３回食事をしてることになるよね。それが体に何の影響も及ぼさないと思う？」

確かに僕は23年間食事を毎日２回〜３回している。計算するのは面

倒臭いけど、膨大な数になることは確かだ。

「それから生活習慣病って聞いたことある？　有名な国際聖路加病院の名誉院長の日野原重明先生[*2]が、昔は成人病と呼ばれていた疾患を生活習慣病と呼びましょうと代えたんだ。字の意味を考えてごらん。生活の中で習慣となっていることが原因で病気になるってことでしょ？まさに食事もそうだと思わない？」

ナルホド、言われてみればそうだ。毎日欠かさずに習慣的に食事をしている。その食事のバランスや内容が悪ければ、体に悪い影響を与えないはずはない。

フッ…今回はお前の勝ちにしておくぜ。

「分りました。クロレラ摂ってみます。まだガンになりたくないし……」

「あと最初にコウタ君が言っていた視野が広がった気がしたことだけど…」

そうそう、それを聞きたかったんだ。

「今のカイロプラクティックは善し悪しは別として、専門科に別れる傾向があってね、以前からあったレントゲン専門医、整形外科専門医を始めとして、スポーツ、ホメオパシー、そして神経専門医など色々な専門分野があるんだ。もちろん卒後教育として、最低で３年間勉強しなくてはならないし、テストに合格するのも大変なんだけど、

[*2]　日野原重明MD：聖路加国際病院名誉院長、同理事長、聖路加看護大学名誉学長、同理事長、旭川医科大学ならびに佐賀医科大学参与など。著書に『死をどう生きたか』（中公新書）『生きかた上手』（ユーリーグ）など多数。

その中で神経学はドクター・キャーリックというカイロプラクターが中心になって、キャーリック財団を設立してるんだ。このドクターはカイロプラクティックの治療で、何人もの植物人間状態になっていた人の意識を取り戻したことで、アメリカ中で注目を浴びた人なんだけどね。」

　何ッ！　カイロプラクティックの治療で、植物状態の患者の意識を取り戻したアー!?　そんなこと出来るの？

「詳しいことは僕は知らないけど、その中で人の視野を検査する方法があってね、治療前にその人の視野の広さを検査しておいて、治療後と比較すると視野が広くなることが、神経学的に証明されているんだ。コウタ君も、きっと同じ効果で視野が広がったんだと思うよ。」

　そうなんだ、科学的にも証明されているんだ……カイロプラクティックって、痛みを無くすのが専門なのかと思っていたけど、他にも色々な効果を出せるんだ。カイロプラクティック、恐るべし！

　それから２週間後、確認のためにヒロ先生のオフィスに行った。胃の圧痛点もなくなり、全ての動きも筋力も回復していた。

「暫く様子を見て、何か問題があったらまた電話を下さい」とヒロ先生に言われ、僕の交通事故の治療は３回で終了した。

　たった３回だけど、僕は色々なことを学んだ気がする。僕らの体は、知らない内に様々なサインを出していること。そのサインとは、動きの低下や制限、特定な筋力の低下、圧痛点などだ。今回の治療で驚いたのは、カイロプラクターの先生は、その人の潜在している問題も見つけだして、そのまま放っておいたら起こるであろう、痛みなどの

色々な問題を事前に防ぐことができるということだ。

　もしヒロ先生に診察してもらわなかったら、ひょっとしたら後からむち打ちや関節の痛み、それから内臓の問題が出ていたかも知れない。ひょっとしたら本当に胃ガンになっていた可能性だってある。その後、僕自身も変わったことがある。朝起きたら、自分の体に聞いてみる。「今日の調子はどうだい？　どこか痛い場所はある？　疲れは？」また食事にも気をつけるようになった。なるべく野菜を食べるようになった。また野菜が少ない日はクロレラを飲むようになった。何となく以前より健康になったような気もするし、前よりも自分の体を労るようになった。ひょっとするとヒロ先生は、僕のメンターかも知れない。そんな気がして、口実を見つけてでも、またヒロ先生に会いたいと考えるようになった。

マナブの場合

　僕の大学の学友にマナブという変人がいる。こいつは英語馬鹿で、日本人が相手でも英語で話す。何故かは知らないが絶対に日本語は話さない。ちょっと女々しいところがあるし、気取ってる。聞いた話しでは、車の運転が下手で、55（約90キロ）制限のフリーウェイでも40マイル（約65キロ）以上は出さないそうだ。マナブは映画監督になるのが夢らしい（夢で終わるに決まってる！）。そして将来は、ルーカスやスピルバーグを驚かせるような映画を製作すると息巻いているらしい。

ある時キャンパスを歩いていると、マナブに呼び止められた。
　「Kota, Can you help me?（コウタ、助けてくれる？；ここからは日本語）」
　「どうしたの？」
　「頭痛がしてさ、夜も寝むれないんだ。ホラ、僕ってナイーブでしょ？　繊細だから、ちょっとしたことでも体に影響するんだよね。この間、コウタは車で壁に衝突したんでしょ。その時にカイロプラクティックに行って治したって聞いてさ。紹介してもらえないかなあ。」
　「あのね、好きで壁にぶつけたんじゃないの、ぶつけられたの！他の車に！」
　「アッそう、別にどちらでもいいんだけど、紹介してくれる？」
　これはヒロ先生に再び会えるチャンスだ。このひねくれマナブをいかに料理、いや治療するか見てみたい。ギャフンと言わせたい。
　「いいけど、一つだけ条件がある。マナブが治療を受けるのを見学させてくれるなら、紹介してやってもいい。」
　「別にいいけど、人の治療を見てどうすんの？　変な趣味を持ってるね。」
　お前に変人扱いされる筋合いはないワイと言いたいが、ここはグッと我慢して、
　「ちょっとね、カイロプラクティックに興味があるんだ」と、これは本音。それにしても僕に頼まなくても、自分でイエローページで探せばいいのに、やっぱり変な奴。
　電話で予約をして、次の日にヒロ先生のオフィスへ。
　「一緒に見学させてもらっても良いですか？」

第 2 章　治療体験

「相手の方が構わないのでしたら、どうぞ。」

受付で商談成立。

これでまたヒロ先生に会える。僕らは前回僕が初診を受けた "C" の部屋に通された。最初に現われたのはドクターベス（Dr. Elizabeth の愛称）であった。綺麗な女性でビックリした。まだ20代後半と思われるが、女性に年を聞くのは失礼にあたる。何故か頬が弛んでくる。ドキドキしてきた（治療を受けるのはアンタじゃあないでしょ！）。恐らくマナブがカッコつけて受付でも英語で話したから、英語しか話せないと思われたのかも知れない。でも初診表は日本語だったし、日本の海外保険証も見せたのに？　ひょっとしたらドクターベスは日本語を話せる!?

「You must be Manabu, don't you?　Hi! How do you do?　My name is Dr. Gelford. Nice to see you.（あなたがマナブ君ね？　こんにちは、私の名前はドクター ゲルフォードです。会えて嬉しいわ）。」

英語ジャン！（ここからはまた日本語）

「初めまして、マナブです。」

オイオイお前みたいな汚い手で握手するなよ。クソー、何で僕の時はドクター前田で、マナブの時はドクターベスなんだ！

「あなたはコウタね、こんにちわ、あなたはこのオフィスの有名人よ。」

と僕にも手を差しのべてくれた。オーハッピーディ！　ワンダフル！　今日は絶対手を洗わないぞ、ウフフ、でも有名人って？　何のこと？

「じゃあ幾つか質問させて下さい。」

ドクター・ベスはゆっくりとした英語で分りやすく質問してくれる。僕でも分る程度の英語だ。幾つかの質問を終えた後、ドクターベスは部屋を出て行った。
「ドクターベスって、綺麗な人だねー。」
「フン、あのくらいならハリウッドに掃いて捨てるほどいるさ。大したことはないよ。」
　可愛いくない奴だな、もう少し素直になれってーの！
　しばらくするとヒロ先生が一人で入ってきた。
「初めまして、大柳です。マナブ君だったね。日本語でいいかな？　僕は英語が苦手でね。大丈夫？　分るよね？」
「アッ大丈夫です、日本語で。」
　始めてこいつの日本語を聞いた。話せるんじゃん。
「頭痛はいつから？　始めて？」
「イエ、小学校の時からです。1〜2ヶ月に1度くらいの頻度で痛むんです。痛くなるとひどい日が2〜3日続いて、少しずつ和らぐんですけど。痛いのは両側の横と前です。ひどい時は目の奥まで痛みます。」
　ざまあミロ！　天罰だよ、お前の腐った根性を治すための神様のお仕置き！　性格変えないと治らないよ。
「痛くなるとズーッと一日中痛いの？　痛みが和らぐ時もある？　食前とか食後とか？　吐き気は？」
「一日中痛いわけではなくて、和らいだり強くなったりします。食事は余り関係しないと思います。僕は小食ですので……」
　小食だと、小食の人がそんなに出っ腹になるかい！　この間もカフ

第2章 治療体験

ェテリアで一度にハンバーガー３つも食べてたじゃあないか。この大嘘つきやろうめ！

「アハハ、マナブ君に質問するより、コウタ君の顔を見ていた方が分るかもね。で、何か痛みを和らげることがある？　寝るとか、座るとか、歩くとか？」

「何時もは頭痛薬を飲んでしまうので、眠くなります。起きるとまた痛むという繰り返しで……　でも最近は薬を飲んでも、余り変わらないような気がします。でももっとひどくなるよりはと思って飲んでますけど。」

薬漬けで永久に寝てろってーの！　薬の副作用で他の病気になればいいんだ。この親不孝者！

「今も痛いのかな？」

「今日は昼過ぎに薬を飲んだから、少しだけ前の部分に痛みを感じます。」

「最初に痛くなったことを憶えてる？」

「確か小学校３〜４年生だったと思いますけど、両親と確かカナダにスキーに行って帰りの飛行機で痛くなったと母親に聞きました。」

ケッ、カナダだと？　スキーだと？　両親と飛行機でだと？　僕は小学校の頃は両親とも働いていたから、冬はせいぜい友達とサッカーしてたくらいだ。そうか、オボッチャン育ちめ。

でもヒロ先生は僕の時より質問が多い。僕の時は事故の内容と、その前の体調を聞いたくらいで、こんなに幾つも質問しなかった。ヒロ先生は、その後も幾つも質問してから、

「前の部分は今でも痛いんだよね。ちょうど治療の目安になるかも

— 47 —

ね。ではテーブルの端に座ってくれるかな？」
　ホレホレ、お前の体がどれだけ動かないかよーく見てろよ。お前の怠けた体がどれだけ動かないか、どれだけ筋力が落ちているか身の程を知れ。と微笑んでいたが、何か勝手が違う。
　ヒロ先生は手の平を大きく広げてマナブの頭の左右に軽くのせた。次に前後に。髪の毛に軽く触る程度で目をつぶっている。何かお祈りでもしているのだろうか？　ヒロ先生はカルテに何かを書き込み、
「では仰向けで寝て下さい、両手は脇においてお腹の上で組まないように。触るだけだから、痛くないからね。でも頭痛がひどくなったら教えてね。」
　アレレ、また両手をマナブの両足に軽くのせただけで何もしない。今度はお腹だ。触るだけで筋力検査も何もしない。今度は胸の上だ。何だ？　新たな新興宗教か？
「じゃあ、今度はうつ伏せね。痛くない？」
「少しだけ、でも何とか我慢できます。」
　今度は背骨や骨盤を触ってる。これは恐らく僕の時と同じだと思う。背骨の歪みや、骨盤の左右の高さや動きを検査しているのだと思う。
「これかな？」
　ヒロ先生は呟くように独り言を言ってから、骨盤の真ん中辺りを親指で押しながら
「今、頭痛がする？」
　マナブはうつ伏せになったままで、
「イエ、今は余り感じません。」
　ヒロ先生は親指の向きを反対に変えて、

第**2**章　治療体験

「じゃあ、これは？」
「エーと、徐々にですが痛く感じます。アッ横の辺りも痛くなってきました、額もさっきより痛いです。」
「これは大当たりかな、これは？」
　最初に押した方向に押している。
「ウーン、軽くなってきたような気がします。アレッおかしいな。余り痛みは感じません。」
「ちょっと確認するね、こちらの膝を曲げて、爪先はまっすぐにして、こちらに押すから抵抗してね。」
　ヒロ先生は、マナブのお尻を押しながら、筋力検査を始めた。親指で骨盤を押しながら筋力が強いのを確認して、次は親指の方向を変えて、再び検査。今度は力が入らない。指で押す方向を変えるだけで力が入ったり、入らなかったりする。
　何なんだ？　ヒロ先生、マナブの症状は頭痛ですぜ。そこは骨盤でしょうが、頭痛っていうのは頭、頭ですよ。そこは骨盤、しいて言えば骨盤痛（？）、またはお尻痛（？）の場合でしょ。
　マナブもこの先生何してるのか不思議だろうな。自分は頭痛で来ているのに、この先生はお尻ばかりを触ってる。ヒロ先生にとっての頭とはお尻のこと？　お尻が痛いと言えばよかったのかな？
「まず下のほうから徐々に上の方に治して行くね、まずはこちら向きで横向きで寝てくれるかな？」
「右下ですか？」
「そうそう、こちらの足の膝を曲げてね。手を引くよ。体を少し回すからね。少し押すよ。」

僕も同じ体勢で矯正を受けたけど、僕は腰だったが、マナブの場合は骨盤の真ん中辺りを触ってる。ボキッ！
「ビックリした。ボキッ、と音がしましたね？」
「痛かった？」
「痛くはありません。」
「じゃあもう一度、うつ伏せで寝てみてくれる？　頭痛はどう？」
「この体勢だと、別に痛みは感じません、アレッ？　音でビックリしたからかな？　今は痛みはありません。」
　これはショック療法に違いない。骨盤でボキッ、と音をさせて、気をまぎらわせる方法だろう。
「アハハ、後で説明するからね。今のが頭痛の一番の原因だと思うよ。補正でおかしくなってる場所も治しておくからね。ここも少し押すよ。」ポキ、
「では仰向けになりましょう。どう痛みは？」
「大丈夫です。今は全然痛くありません」
「また頭を触るね。よしよし、動いてる、動いてる、大丈夫だね。」
　動いてる？　何が？　ヒロ先生はマナブの頭を触りながら奇妙なことを言っている。頭が動く？　何のことを言ってるんだろう？　大丈夫かね？　ヒロ先生、どこか頭をぶつけたんじゃーないの？　昨日飲み過ぎてませんか？　二日酔いで仕事をしてはダメでしょう。イカン、イカン、僕が尊敬する先生がそんなことしちゃあ。
「首の付け根を治すよ。」
　パキッ、と大きな音がした。
「小学校からだもんね。これじゃー頭痛もするよね。元に戻らない

ようにチョッと頭の天辺を押すよ。」
　ヒロ先生は、マナブの頭のてっぺんを押している。どうも今回は、お祈りを見ているような気がする。僕の時とは随分と違う。質問ばかりで、余り体の動きは検査しなかったし、筋力検査も少なかった。
「じゃあ座ろうか？　どう、痛い？」
「イエ、今は痛みは感じません。」
「じゃあ、説明するね。」
　ヒロ先生は、部屋の隅に置いてあった骨格模型を取り出した。
「これが背骨ね、これが前で、こちらが後ろ。おそらくマナブ君は小学校の時にスキーに行って、大きく尻もちをついたか転んだんじゃあないかな？　ここは仙骨と言って骨盤の真ん中にある骨なんだけど、この骨がこんなふうに歪んでいたんだ。背骨の中には脊髄と呼ばれる神経が通っていてね、頭の中からズッーと骨盤まで繋がっているんだ。それでこの仙骨が歪んでしまって、その脊髄を介して、頭の中を引っぱっていたんだと思うよ。最初に頭を触ったよね。あれは第一次呼吸システムと呼ばれる動きを調べたんだ。息を吸ったり吐いたりすると胸が広がったり閉じたりするでしょ。その呼吸は第二次呼吸システムって呼ばれていてね、それとは別の呼吸システムがあるんだ。脊髄や脳を被っている髄膜と呼ばれる膜があるんだけど、その膜と脳や脊髄の間は、髄液と呼ばれる脳や脊髄に栄養なんかを供給している液体で満たされているんだ（図1）。その液体を骨盤の方に送ったり、吸い上げたりするポンプのような動きがあるんだけど、そのポンプの動きをするために、ゆっくりと頭が開いたり閉じたりしているんだ。僕らはその動きを第一次呼吸システムって呼んでいる。マナブ君は、

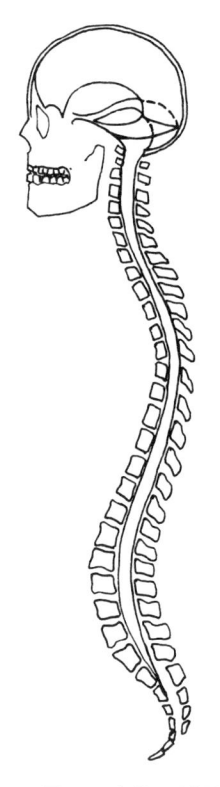

そのポンプの動きが部分的に遮られていたんだね。その原因だったのが、この仙骨って訳。」

　ふーん分かったような、分らないような。つまり背骨の中に脊髄っていう神経が走っていて、それを取巻くのが髄膜で、仙骨という骨盤の真ん中にある骨が歪んで、その膜を引っぱっていたのが原因で、頭痛がしていたと言うこと？　それで歪みが治る方向に親指で押すと痛みが和らいで、反対方向の歪みが強くなる方向に押したら、痛みが強くなったってこと？　ナルホド、でも本当かね？　そんなことってあるの？　痛いのは頭で、その原因を作っていたのは骨盤にある仙骨だったってこと？　でも全然離れているし、仙骨は痛くなかったんでしょう？　普通に考えれば、骨盤に痛みが出そうではないですか？　しかも頭が開いたり閉じたりする？　頭って一つの骨でしょ？　骨が膨らんだり、へこんだりするの？

　「コウタ君、不服そうだね。目は口ほどにものを言うっていうけど、コウタ君の場合は、顔全体が口ほどにって感じだね。よくそんなに素直に表情が出るね。嘘はつけないね、その顔じゃあ。」

図1　脊柱と髄膜

第2章　治療体験

「でも先生、骨盤は痛くなかったんでしょう？　その仙骨って骨が歪んでたら、そこが痛くなりそうじゃあないですか？　何で頭痛だったんでしょうね？」

「さすがはコウタ君、そうだね、でもね人の体って面白くてね。もちろん反対も有り得るんだ。骨盤や腰に痛みがあるのに、原因は頭や首だったりもする。だから、痛い場所に原因があるとは限らないんだよ。だから僕らカイロプラクターは体全体を見て、その原因を追求して行くんだ。前にいらした方で、足の関節が歪んで、頭痛が起きていた人もいたよ。人間の体って面白い、面白いけど難しいんだ。」

「でもヒロ先生、頭って硬いんでしょう？膨らんだり、へこんだり出来るんですか？」

「アハハ、コウタ君、するどいね。実は頭は幾つもの骨が繋がって出来ているんだ。その繋ぎ目を"縫合"って呼ぶけど、その部分は完全にはくっついていないんだ。だから膨らんだり、へこんだりできるんだよ。もし頭が１つの骨になってたら、皆頭をぶつけたら割れちゃうだろ。パカッて。」

そう言えば、頭がスイカのようにパッカリ割れたって聞いたことはない。フムフム、ナルホド。

「ところでマナブ君、どう？　まだ痛い？」

「なんとも言えない状態です。痛くは無いんですけど、今の説明を理解するのが難しくて……」

「無理に理解しなくていいんだよ。ゆっくり時間をかけて、じっくりとね。もちろん、今日は痛みが和らいだけど、10数年も歪んでたから、また元の状態に戻る可能性があるんだ。だから１週間後にもう一

— 53 —

度診させてくれないかな？　いい？」

「もちろんです。10数年続いていた頭痛が、今日の治療だけで治るとは、僕自身も信じられないので……」

「じゃあ、受付で予約を取って下さい。分らないことがあったら何でも聞いてね。」

ヒロ先生は、治療後の1週間で気をつけるべきことを幾つか指導して、ゆっくりと部屋を出て行った。髄膜かー？　何かカイロプラクティックって、奥が深そうだ。背骨の関節の動きだけを考えていると思っていたら、髄膜や髄液の動きや、流れまで出てきた。僕は早く今日の体験（もちろん僕自身のではないけど）を誰かに話したくて、もうウズウズしていた。

マナブは受付で日本語で次回のアポイントを予約した。その後も僕とは日本語で話していた。ひょっとしたら性格も変わったのかも知れない。それとも日本語で話している事に気が付かないのかも知れないけど。その後もマナブは僕と話す時だけは日本語だ。その理由はいまだに不明。

その後、数カ月経っても、10数年マナブを襲っていた頭痛は再発しなかった。ヒロ先生は、その他の可能性もあるからと言って、再診時に幾つかの他の検査をした。幾つか歪みや陽性の結果が出たのがあったけど、そんなに重要ではないそうで、いとも簡単に治してしまった。

僕は少々不満であった。こんな簡単に治っていいのだろうか？　今まで10数年付き合ってきた頭痛と、そんなに簡単に離別するなんて、マナブはひどい奴だ。義理人情ってものがあるでしょう？　そんなに

長い付き合いをしていたんだから、もう少し違う別れ方もあるんじゃあないの？　少しずつお互いに理解し合いながら別れるとか、時には別れの抱擁も必要なんじゃあないの？　冷たいね、お前は、そんな非情な男は信用できないね。

　でも僕が知る限り、マナブは以来、頭痛に襲われることはないみたいだ。何時ものようにチャラチャラしながらキャンパスを歩いている。

　ヒロ先生は「いつもこんな簡単に治るとは限らないよ。私は治療はゲームだと思ってる。もちろん楽しむためのゲームではなくて、真剣勝負って表現したほうがいいかもね。痛みなどの症状の根本的原因を探し出して、それを解決できたら私の勝ち、その根本的原因が分らないままで終わったり、外れたら私の負け。全くの真剣勝負だよ。勝った時は嬉しいけど、勝てない時は悔しいし、苦しい。残念で仕方ないけど、勉強して勝つための手段を探って行く。一生これの繰り返しだろうね」と話してくれた。勝負かあ、僕はそんな真剣に勝負したことないなあ。そうだよな、男は勝負だよな。

　でも今回のヒロ先生の治療は面白かったけど、触っているだけでよく分るもんだと思う。僕も友達の頭を触らせてもらったけど、何も感じないし、自分の頭を触って、あの第一次呼吸システムを感じようとしてるんだけど、ちっとも分らない。太ももを触っただけでいったい何を感じ取っていたんだろう？　考えてみたら、ヒロ先生は背骨をスーッと触っただけで、どこがおかしいか探し当ててしまう。お腹だってそうだ。軽く触るだけで痛い場所をみつけてしまう。見ていたり、検査を受けていた時は、なるほどなーと感心していただけだけど、実

際に自分でやってみると全然分らない。前にマナブの治療を見学させてもらっている時に聞いてみたら「それは毎日触ってるしね、同じことを何年もやっていれば、誰でも段々分るようになるもんだよ」と話してた。でもやってみても全然分らない。

　本当に毎日触っていれば、誰でも分るようになるのかな？面白そうだから、授業中や休み時間に前に座っている友人の背中を触っているけど、まだまだ分らない。どれだけ練習すれば、ヒロ先生みたいりに分るようになるのだろうか？僕は知らない内に、カイロプラクティックにのめり込んでいる。

リチャード・クリスタルの父親の場合

　リチャードは韓国人である。本名は忘れたけど、100％純粋な韓国人で、幼稚園の時にアメリカに移住してきたらしい。なんでリチャード　クリスタルなんて名前を付けたのか気が知れないが、いつも僕を探してはくっついてくる変な奴（なぜか僕の回りは変な奴が多い）で、その日も図書館で勉強していたら、いつものようにやって来た。

　「コウタ、ちょっと相談があるんだ。」こいつの相談は怪しい。

　「なに？」

　「外で話したい。」ますます怪しい。

　仕方なく図書館前の階段に出る。

　「どうしたの？」

　「実は父がギックリ腰（英語にはギックリ腰という言葉はない。ア

キュート　ロウ　バック　ペイン"Acute Low Back Pain"、つまり急性下背部痛と言う）になった。動けない。お前、いつもすごいカイロプラクターがいると話してるだろ。すごいんだろ？　診てもらえないかなー？　実は韓国人のカイロプラクターに治療を受けているんだけど、レントゲン撮って、電気かけて、下半身の部分が下がったり上がったりするテーブルで、ギッコンバッタンやって終わりなんだ。それでも１週間毎日通ったんだけどダメだ、全然良くならない。頼む、俺も一緒に行くから連れてってくれ。」

　僕はまた見学させてくれるように約束をして、早速予約の電話をした。今日はヒロ先生は予約が一杯で無理だけど、前田先生なら空いているという。次回からはヒロ先生が診るから、今回だけ前田先生でどうかと言っている。リチャードは、それでもいいと言うので、その日の午後、僕の授業が終わってからヒロ先生のオフィスの前で会う約束をした。

　リチャードは自分の車の後方席に父親を載せてやって来た。いかにも痛々しい。リチャードと僕がサポートしながらも、車から降りるのに５分以上もかかった。腰を折り曲げた父親は待ち合い室を素通りして、直接治療室に運ばれた。前田先生も手助けして、やっと治療テーブルに座ることが出来た。

「うつ伏せになれますか？」

「痛くてダメです。もちろん仰向けなんてとんでもありません、痛くて死んでしまいます。横向きがやっとです。」

　座っている時も痛そうで、両手をテーブルにつき、体を支えながら苦しそうに答える。

「では直ぐに戻りますから、リチャード、お父さんの代わりに初診表を書いて下さい。」
　急いで部屋を出て行った前田先生は、直ぐにバスタオルを何枚も持って戻って来た。前田先生はタオルを４つ折りにしながら重ねて
「お腹の下にこのタオルを重ねれば、腰を丸められますからうつ伏になれると思います。寝てみて下さい。」
　４つ折りのタオルが５枚ほど重ねられたテーブルに恐る恐る父親が寝る。最初は自分の体勢を整えるのにフーッ、フーッ、と声を出していたけど、30秒もすると落ち着いた様子。
「今はどうですか？　大丈夫ですか？」
「大丈夫です。」
「それではリチャードに教えてもらうことにしよう。」
　前田先生はリチャードに訊ね始めた。
「お父さんの腰痛はいつから？」
「１週間前に前かがみで、荷物を動かそうとしたらギクッとなって動けなくなりました。」
「前のオフィスでレントゲンを撮りましたね。見せて下さい。」（アメリカでは本人が希望すれば、レントゲンを貸し出してくれる。最低５年間保管義務があるからと言って、貸し出しを拒否する日本の病院とは大違いだ！　レントゲン代を払っている限り、レントゲンは本人のものであることは日米同じ。自分達の管理が大変だからといって、レントゲン写真を貸し出ししないで、別の病院でまた撮られたら、それだけ放射線による被曝量が増える。）
　壁に備え付けたシャーカステン（今ではPCで見れるようになった

が昔はライティングボードだった。）にレントゲン写真を張り付けると、ジーッと見つめた前田先生はセカンドオピニオンを聞くために、部屋を出て行った。直ぐにヒロ先生とドクター・ベスが入って来て、僕らに軽く挨拶をしてからレントゲンに釘付けになる。白く写っている骨や、灰色に近い骨と骨の間の部分を指差しながら、お互い3人で話し合っている。2～3分も話したあと、ヒロ先生とドクター・ベスは会釈をして出て行った。

「そんなにひどくはないと思います。これが腰椎と呼ばれる骨で、通常は5つあります。1、2、3、4、5個ありますね。そして白い骨と骨の間が椎間板と呼ばれるスペースです。この椎間板のスペースが狭くなって、中に入っている髄核(ズイカク)というゼリー状のものが外に出てしまうのが、椎間板ヘルニアです。ここが第4と第5腰椎の間の椎間板ですけど、見て分りますね。上のスペースと比べると少し狭いでしょう。下の第5腰椎とその下、これは仙骨という骨。」

知ってるぞ！

「このスペースも狭く見えますが、ここは元々狭いので、これは正常範囲だと思います。第4と第5腰椎のスペースが狭くなっていますが、それ程ひどくないので完全な椎間板ヘルニアには至っていないと思います。問題は腰椎の弯曲ですね。これが横から見た腰椎ですけど、これは他の人の腰椎。比べるとお父さんの腰椎は真直ぐで（写真1右）、こちらの人は弯曲がありますよね（写真1左）。このカーブがないと、重力や体重の重みが、全てこの下の部分に集中してしまうんです。タオルを1枚抜きますね。痛いですか？」

「チョット、でも我慢できない程ではありません。」

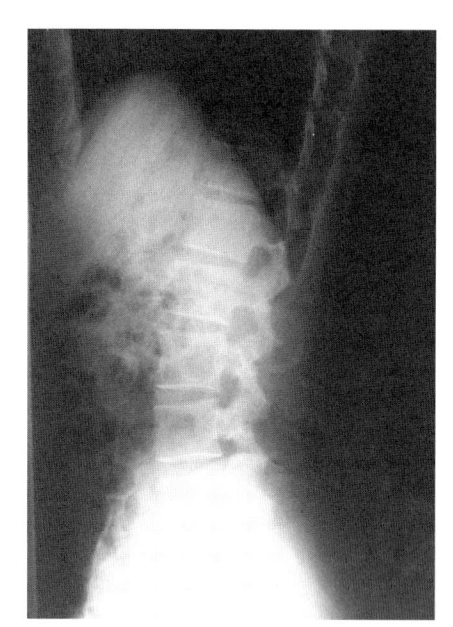

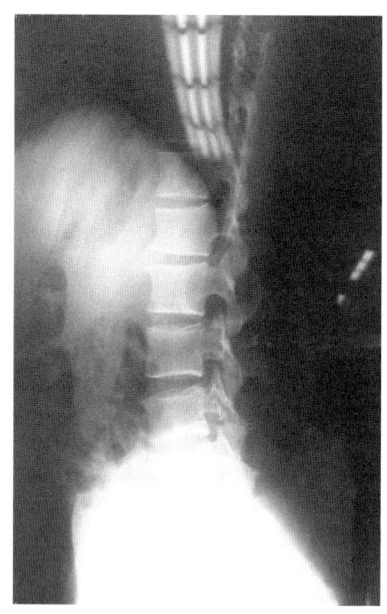

写真1　左が正常に近い脊柱の弯曲、右が弯曲が少ない脊柱

「痛くなるようでしたら、直ぐに教えて下さいね。これからの治療は腰椎の正常な弯曲を回復させることを目的に進めて行きます。」

ナルホド、腰椎のカーブを元の状態に戻すのが治療方針なんだ。真直ぐの方が性格が真直ぐ！　って感じで良さそうなんだけど、確かに真直ぐだと真下に体重が偏るよな。

「では書ける所はリチャードが書き込んで下さい。」

「で、どうすると痛いですか？　歩くのは？」

「辛いです。」

「横向きで寝ているのは？」

「少しは楽です。」

第2章　治療体験

「夜は寝られますか？」

「寝返りをするときが辛いですが、横向きになっちゃえば何とか寝られます。」

とヒロ先生と同じように質問攻めをしながら、前田先生は常に現状の痛みを確認しながら、5〜6分毎にタオルを1枚ずつ抜いて行く。

タオルを抜かれると暫くは辛そうだが、少しすると落ち着くようで、尋ねると「大丈夫」と答える。もう最初にタオルの上に寝てから30分程経過しただろうか？

前田先生は最後のタオルを抜いた。

「暫くこのままでいて下さい。痛い場所は変わらない？　真ん中の辺りですね。足が痺れたり、痛みが広がっていませんね？」

アレッ、最初は、うつ伏せで寝られないって言ってなかった？　うつ伏せで寝てるじゃん！

しかしこのオフィスの人達はしつこいな、いつも質問攻め。やれ、何だかんだと質問を繰り返す。尋問を受けているような気分にこそならないが、早くいいから、治療してよっていう人もいるに違いない。あたしゃーあんたの質問を受けに来たんじゃあないのよ。治療を受けに来たの！　さっさとやってちょうだい。ホレッ、サッサッサッー！

僕はドクター　ベスならいいな、僕らの将来について夜が明けるまで熱く語り合おう、なんてつまらない空想をしていたら、前田先生はせっかく抜いたタオルを、今度は胸の下に1枚入れた。

「痛みは、同じ場所？　痺れは？」

と似たような事を繰り返し繰り返し質問している。せっかくうつ伏せで寝られるようになったのに、何をしようというのだろう？　もっ

— 61 —

たいない。僕ならホラッ、うつ伏せで寝れるじゃないの！　忘れたの？　お父さん？　最初にうつ伏せなんてとんでもないと言っていたじゃない!?　うつ伏せで寝られるまで治ったんだよ！　すごいことだよ！　お父さん！

　でも前田先生は手を抜かない。質問攻めにしながら、さっきまでお腹の下に敷いてあったタオルを、今度は胸の下に入れて行く。今度もお父さんの容態を質問しながら、達磨落としのように1枚づつ取り除いたタオルを、今度は胸の下に積み重ねている。お父さんは次第に腰が反るような体勢になって行く。前田先生は最後の5枚目を胸の下に入れ終わると、次に骨盤を右側へ、そして左側に押しながら背骨を触っている。そして三角形をした、車が坂道で滑らないように支える形をした車止めのようなブロックを、右側は骨盤の上の方、左側は骨盤の下の辺りに差し込んだ。

　何をしているのかさっぱり分らない。前田先生はしばらく待ち、痛みの有無を確認して、ブロックを抜き出して再び背骨を触ってから、僕に笑顔でウインクを送った。何かをやり遂げた嬉しさからか、それとも僕を好きになってしまったのか？　数分待って、5枚のタオルに慣れるのを待って、前田先生は腰の下の方をゆっくりと押しながら「痛いですか？」と質問する。

　「押されると痛いですけど、押されて痛いだけで、治療前の痛さとは少し違います。」

　「ではタオルを全部抜きます。これでしばらく寝ていて下さいね。痛くないですか？」

　「大丈夫です。」

第2章　治療体験

　これまで前田先生がやったことは、お腹の下にタオルを重ねて敷いて、それから質問しながら1枚ずつタオルを外し、5枚全部のタオルを取り外したら、その次に、今度は胸の下にタオルを敷き、リチャードのお父さんがタオルを入れた体勢に慣れると、1枚ずつ増やして行った。そして5枚全部のタオルを胸の下に敷いた体勢に慣れたら、しばらくブロックを入れて、今度はタオルを全部抜いた。今までのヒロ先生の治療とは全く違う。関節をボキッとしたり、第一次呼吸システムを調べている様子はない。お父さんも何が起きているか理解できないはずだ。痛みはそれ程感じない。確かにうつ伏せで寝られるようにはなった。この1週間、痛くてうつ伏せに寝られなかったのに、タオルをお腹の下に敷いたり、胸の下に敷いただけで、痛みを感じないでうつ伏せで寝ている。

　今までの1週間はなんだったろう？トイレに行くのにも、脂汗を流し、壁にもたれながら、這いつくばるように歩いていた。今になっては辛かった1週間もオレの人生の想い出、そっと日記の中に書いておこう、なんて考えているのではないだろうか？

　それから2～3分程経っただろうか？　質問攻めを続けていた前田先生は

「では腕立て伏せのような動きをやります。ベルトの下のお腹の部分は離さないように、両手を肩幅に広げて、どこまで上半身が上がるかやってみましょう。腰を後ろから支えますね。お尻の筋肉はリラックスさせて、ハイ、上がる所まで、頑張って！　もう少し頑張って、ハイゆっくりと戻して。どこが痛かったですか？」

「上げてるときが痛いです。」

「痛かった場所は？　痺れは？」

とまた質問を繰り返す。リチャードのお父さんの上半身は、最初は20度くらいしか上がらなかったが、何回か繰り返すと45度くらいまで上がるようになった。でもかなり痛そうだ。

次に前田先生は両手で頬杖をついた体勢を取るように指示した。スフィンクスポジションと呼ぶそうだ。その体勢で背骨を触り、元のうつ伏せの状態にして、１～２分待ち、前田先生はうながした。

「ではゆっくりと起き上がりますよ。いいですか、絶対に腰を曲げないように、最初に横向きになります。どちら向きがいいですか？　どちらでも、やり易い方でいいですよ。ハイ、次に両足をテーブルから降ろします。そう、そう、それで上半身を腕の力で押し上げて。腰は伸ばしたままですよ。座れましたね。腰を伸ばしたまま、ゆっくり立ってみましょう。」

ヘッ大丈夫？　担ぎ込まれて来たお父さんが立てるかな？　無理じゃない？　アッ、一人で立った！　歩ける！

「どうですか？」

「腰は痛いですけど、何とか歩けます。」

「じゃあ、テーブルの端に座って下さい。」

続いて前田先生はお父さんの後ろから腰の筋肉の部分を外側から内側に押し込むようにして支え、

「腰の筋肉を少し緩めますよ。ゆっくり体を前に倒して、ハイ、ゆっくりと戻して、止めて、その体勢のまま体をゆっくり左側に捻じります。捻じれるところまで、ハイ止めて、そこで深呼吸、今度は右側へ、ハイ止めて、深呼吸。」

何回か繰り返すと、サポートすれば、かなり体を回せるようになった。
「次にちょっと背中をストレッチしますよ。」
　前田先生はお父さんの後ろにテーブルを股いで座り、背骨を触ってから両膝をお父さんの背骨の両脇に当てて、両腕を胸の前で組ませ、その手を掴んで
「ハイ後ろにゆっくりともたれて下さい。」
　ポキッ、場所を少し上部に移して「ハイ、もう一度もたれて」ボキッ、するとお父さんは大きく溜め息をついた。僕の時と同じだ。なぜか関節がボキッと鳴ると、なにかが解れたような気がして、自然に溜め息が出てしまうのだ。
「では首を触りますよ。」
　ヒロ先生が仰向けでやるのを、座った体勢でやっているように見える。
「一つだけ治しますね。」
　ポキッ、ウーン前田先生も凄い！　患者さんはちっとも痛がらない。ウーン恐るべし、ヒロ先生オフィス！
「ではもう一度立って下さい。少し歩いてみて、どうですか？」
「かなり楽です。壁にもたれなくても歩けます。もちろんちょっとは痛いですけど、歩けます。腰を曲げなくても歩けます。」
「では座って少し待っていて下さい。」
　前田先生は再び部屋を出て行った。今度は何を持ってくるんだろう？　クロレラか？　いやベルトだ。これは整形外科で見たことがある。
「立って、これを付けてみましょう。少し歩いたり、座ったりして

みて下さい。今度は外して。立って、歩いて、ベルトを付けているのと外しているのと、どちらが楽ですか？」

「別に大きな違いはありません。」

「では止めましょう。ベルトを長く装着すると、回りの筋肉がベルトに依存して弱くなってしまいますから。」

それから自宅で行うエクササイズを２つ教えてもらい、普段の生活の注意点が指示された。

沢山あったけど、要は腰を前に曲げるな、座っている時も腰を丸めるな、長時間座るな、などが主な注意点だった。

「一度に沢山言うと、分らなくなりますから、このくらいにしましょう。もう一度だけ言いますね。腰を反ると痛いんじゃあなくて、反れないから痛いんですよ。忘れないで下さいね。」

もう十二分ですよ。僕でも覚えるのが大変なくらいだ。でもリチャードも安心したみたいだし、僕も少し安心した。タオルを抜いたり入れたりしているときは、何やってるんだと不安だったけど、お父さんも歩けるまでに回復して満足だろう。

お父さんは、帰り際に前田先生に手を差し伸べて、

「助かりました。もう二度と歩けないんじゃないかと思っていました。１週間治療を受けても、ちっとも良くならなかったので、もう手術しかないかと考えていました。」

「ありがとう、リチャードが言う通りでした。素晴らしい人達を紹介してもらいました。コウタ君、ありがとう。」

僕にも笑顔で握手してくれた。僕は何もしていないのに嬉しかった。苦しんでいる人が苦しみから解放されて行くのを間近で体験できるっ

て、こんなに嬉しいことかと感動してしまった。人に喜んでもらえる幸せ。カイロプラクティックってすごいなとつくづく感心してしまった。

　あとで教えてもらったが、リチャードのお父さんが受けた治療法はマッケンジー　メソッドと呼ばれていて、元々はニュージーランドの理学療法士ロビン　マッケンジーという人が、偶然に見つけ出したエクササイズを交えた治療法で、30年程前からアメリカのカイロプラクティックにも紹介され、広く普及しているらしい。ヨーロッパではマッケンジーは"理学療法の神様"と呼ばれているらしい。

　アメリカでは以前、腰痛があるときは腰は反ってはいけないという意見が主流だったのが、"良いものは良い！"という考え方のアメリカ人は、マッケンジーの理論を素直に受け入れ、今ではカイロプラクティックの大学でも教えられているという。ウーン、縦社会構造の日本の医学会では、難しい相談だろうなあと思う。確かに数十年も「腰痛の時は腰を反るな、丸めてろ」って言っていた医学部の教授が、今さら「腰を反れ！」なんて言えないよな。寂しいね、日本の実情は。いつになったら腰痛に苦しんでいる人達は解放されるんだろう？　ほんのひと握りのプライドを捨てられない人達のために、数十万から数百万とも言われる日本の腰痛患者は、いつまでも苦しみから解放されないのだ。

　後からリチャードに聞いた話しでは、お父さんはあれから4～5回ヒロ先生のオフィスに通って、すっかり腰痛から解放されたらしい。今ではマッケンジー・エクササイズが好きになり、友人とお酒を飲み

に行く度に皆に「酒を飲んでいる時がチャンスなんだ！　体が弛んでリラックスしているからな！　皆、腰を反れ！　ソレ、ソレ、腰を反るんじゃー！」と教え回っているそうだ。でも良かった。毎日あんなに苦しそうに暮らしていたら、生きて行く希望が薄れるに違いない。朝起きたら腰が痛くて、中々動けずにヒーヒー言いながらやっとの思いでベットから抜け出し、イテテと壁にもたれながら歩く毎日じゃあ、見ている家族も暗くなってしまう。

フジッペの場合

　僕のガールフレンドは冨士子という名前で、パサディナ市立大学の友人に紹介された。今はアート　センターと呼ばれる美大でイラストレーションの勉強をしている。お父さんの仕事の関係で15歳からイギリスのロンドンに移住して、インターナショナルの高校を卒業しているので、英語には殆ど不自由しない。イギリスは高校が4年制らしく、大学の一般教養が終了していないと入学が許されていないアート　センターに入るために、必要な単位をパサディナ大学で取っていた。

　パサディナ市が誇るアート　センターは、東のニューヨーク　インスティテーション　オブ　アート、西のアートセンターと呼ばれる程に有名な美大で、世界中から優秀な学生が集まっている。元々は車のフォード社が創立した美術大学らしく、特に車のデザインが有名で、日本企業からも多くのデザイナーが修行のために送られてくるそうだ。

第2章　治療体験

　大学の正面玄関には前学期の優秀作品が飾られている展示場があるけど、どれを見ても恐ろしく見事な作品で、とても大学生の作品とは思えない。特に1/4位に縮小して作られた車はカッコ良くて、未来の車はこうなるんだろうなーと思えるようなデザインだ。そして何と作品の撮影は禁止されている。これは盗作されないように、個々の作品を保護するためだそうだ。実際に学生のデザインを盗んで、自分の作品として発表した人がいたらしい。レベルの高さが分る。
　全く大学には見えない建物の中庭に隣接しているカフェテリアで、フジッペと待ち合わせをした。
「コウター、ここよ、こっち、こっち。」
　止めてよ、皆が見てるじゃん、わざわざ日本語で叫ぶなっつーの。
「オウ、待った？」
「さっき来たところ、何か飲んでから行く？」
　今日はフジッペがヒロ先生の治療を受けに行くのだ。それで僕が初めての時に付き添ってもらったお礼と称して、一緒に行って見学させてもらうつもりなのだ。
「でも何となく恥ずかしいなー。生理痛だから、コウタの前で色々聞かれるのはちょっと抵抗があるなあ」
「大丈夫だよ。別に産婦人科じゃないんだから、変な台にのる訳でもあるまいし、服を脱ぐこともないだろうし……」
「そうだけどさ、何となく恥ずかしいなあ。」
「大丈夫だって、もし嫌なら言ってよ、外で待ってるから。」
「分かった、分かった。」
　となんとか商談成立。

運転が好きなフジッペの車で、ヒロ先生のオフィスに向う。
　「でも本当に生理痛がカイロプラクティックの治療に適応するのかなあ」と少々不安になってきたようだ。
　「大丈夫だって！　ヒロ先生は、何でも治せるさ、電話でも大丈夫だと言っていたし……」
　「でも骨をボキボキッ、てやるだけで、生理痛が治るのかなあ？」
　そう言われればそうだ。でも僕も胃の調子が悪かった時も、カイロプラクティックの治療で治った。
　「大丈夫、大丈夫、任せておけって！」
　「コウタが治すんじゃあないんだから、無責任なこと言わないでよ。」
　「そりゃあそうだ、スミマセン。」
　不安から段々不機嫌になってくるフジッペをなだめながら、何とかヒロ先生のオフィスが入っているビルの駐車場に到着する。少しずつ会話が減って行く。恐らく不安に包まれているのだろう。余り無駄口をたたくと反感を買いそうなので、こちらも口数が減る。
　オフィスで受付を済ませ、僕の時と同じ"Ｃ"の部屋に案内される。オフィスに入る前からフジっぺは口を聞いてくれない。別に鬼が出てくるわけでもないのにと思うけど、僕が初めて治療を受けた時も緊張していたなと思い出して、なるべく余計なことは話さないように気を配る。
　Dr.ベスが最初に入ってきた。最初は分りやすい英語でゆっくり話していたが、フジッペの英語が流暢だと分ると、双方とも安心したのか、二人でベラベラ話し始めた。このレベルの会話になると僕の英語の理解力は半減する。つまり普通の会話、大学でのクラスの講義など

公共な会話は充分に理解できるのだが、一般会話になると言い回しが違ってしまう（日本語で言えば、でっさー、チョー何とかでェ、ダサイしー、ムッカつくのよねーなどの言い回し）、理解できる内容が少なくなる。二人は意気投合して笑いあっている。クッソーと内心では思いながらも、笑顔を絶やさない自分。しかしこれしか方法はないのである。この方法で今まで何とか切り抜けてきたのだ。

　無事（？）二人の会話が終わり、Dr.ベスは速やかに退室。暫く待つと、ヒロ先生が一人で入ってきた。

「こんにちは、有地さんですね。初めまして、大柳です。」

ヒロ先生は崩れそうな笑顔で握手をする。オイオイ、僕のガールフレンドだぞ。

「生理痛でしたね。中学の時からですね。生理は毎月きているようだし、PMS（月経前症候群：Premenstural Syndrome）でもないので、生理中に痛くなるんですね。」

「ハイ。」

「ということは月経困難症だね。痛くなるのは毎月ですか？」

「ハイ、少し軽い時もありますけど、殆ど毎月です。」

「それでは卵巣の問題ではなさそうだね。」

「どうして分るんですか？」

「必ずではないけど、排卵は左右の卵巣から交互に出るんです。もし一ヶ月おきに痛むようなら、どちらかの卵巣に問題がある可能性が高くなるのです。でも婦人科でも検査を受けているから、病理的な問題は除外しても大丈夫なようですね。」

「はい、婦人科では別に異常はないと言われました。女性ホルモン

の検査も受けましたが、そちらも別に異常はないと言われました。」
「それではカイロプラクティックの治療が適応する可能性がありますね。」
　僕には何だか難しい。卵巣は知っていたけど、左右に二つあるとは知らなかった。
「ではテーブルの端に座って下さい。まずは背骨を触りますね。」
　いよいよ治療が始る。僕の時と同じように、背骨を触ったり、上半身を左右に回したり、腕を前から上げたり横から上げたりする検査をしてから、フジッペに仰向けで寝るように指示を与えた。
「ちょっとお腹を触りますよ。アレッ有地さんは冷え性もあるの？」
「そうなんどです。何で分るんですか？」
「お腹の下の部分が堅くなってるし、手足も冷たいからね、これは栄養学的なことも考えて行かないと治らないかな？」
　ホレホレ、お前もクロレラを飲めばって、あれ程教えてやったのに。
「それでは膝を曲げて足を上げますね。こちらとこちらに押しますから、押されないように抵抗して下さい。前にコウタ君の見てたから分るよね？」
「ハイ、あの不思議な筋力検査ですね。」
　そうなんだよ、摩訶不思議な検査なんだよ。
「大丈夫だね、ではお腹の下の部分を手の平で触ってみて、そうそう、もう一度抵抗してね。」
　フニャフニャと力が入らない。ザマーミロ！　自分だって力が入らないじゃん。本当に抵抗してたのーなんて疑っていたくせに。
「本当に力が入らなくなるんですね、不思議！」

第2章　治療体験

「身体は正直なんだよ、ちゃんとサインを出しているんだ。助けてーッて。それを御主人様が聞いてあげないと、色々な問題が出てくるんだ。」

　そうなんです。身体と心は別物なのです。それを一体にすることが健康になる秘訣なのです！　とヒロ先生に言われたのは僕自身だけど。

「副腎も診てみよう。今度はここを触って、お臍から2.5cm外側で、5cm上ね、ハイ、もう一度膝を曲げて上げますよ、抵抗してね。」

　見事に反応！　全く力が入らない。

「今度は左側、抵抗してね。」

　アレマ！　両方共ダメだ。ところで副腎って？　僕は恐る恐る「先生、副腎って何ですか？」

「アッそうか、副腎は腎臓の上にある器官でね、腎臓は知ってるよね？」

「何となく……」

「アハハ、まあいいか、腎臓は主に血液を濾過して尿を作る働きと、血圧を調整するホルモンを出している器官だ。その腎臓の上にある小さな副腎では色々なホルモンが作られているんだけど、その中で女性にとって大切な女性ホルモンが作られているんだ。また後で説明するけど、その副腎の働きが落ちてバランスが崩れるのが原因で、生理痛が起きる可能性もあるんだ。」

「じゃあ生理痛には、色々な可能性があるってことですか？」

「ソウソウ、それを追求して行くのが私たちの勤め。」

　それにしても色々なことを知らないとカイロプラクティックは出来

ないんだと溜め息。本当に奥が深そうだ。

　続いて副腎と関連する縫工筋と呼ばれる筋肉の検査をすると、やはり力が入らない。人間の身体って不思議だよね。普段気付かずに生活しているけど、知らない内にバランスが崩れて、それを知らずに放っておくと、最終的に色々な痛みなどの症状が出るんだろうな。

「今度はうつ伏せになってもらえますか？　今度は膝を曲げて足全体を後ろに上げるよ。今度はここを下に向けて押すから抵抗してね。膝を伸ばしたらダメダメ、他の筋肉が補正しようとするから、しっかり曲げててね。」

　フニャフニャフニャ、全く抵抗できない。

「ではこの背骨の部分を触れるかな？」

　ヒロ先生はフジッペに骨盤に近い部分の背骨を触るように指示をした。

「もう一度押すから抵抗してね。」

　こんどはしっかりと抵抗できる。何でだろう？　つまりフジッペはその部分を触りながら生活すれば、生理痛から解放されるってこと？

「この筋肉は大臀筋と呼ばれていて、生殖器との関係があると考えられているんだ。さっきお腹の下の部分は子宮の上を触ってもらったけど、背骨も子宮と関係する部分がおかしくなってるから、その辺りを治してみよう。」

　ヘッー!?　生理痛と背骨が関係してるんだ。

　治療内容はどちらかと言うと、僕が受けた治療に近い方法だった。一次性サブラクセーションを探して、周りを緩めてからアジャストして行く。最後に頭を触わりながら第一次呼吸システムを検査して、再

検査と幾つかの反射点に刺激を加え、治療は終了したかに見えた。
「さて、これからが問題だ。問診表や話しを聞くと、有地さんは随分と食事の偏りがあるようだから、ちょっと待っていて下さい。」
　クロレラの登場に違いない。だから言っただろ、クロレラ飲めって！
　ヒロ先生は幾つかのビンと紙を持って戻ってきた。
「紙にも書いてあるけど、まずは基本から始めてもらいます。3つのことを変えて下さい。まずは白砂糖を摂らないこと。どうしてもってときは黒砂糖か蜂蜜、または果物の果糖にして下さい。ただし食後の果物はダメ。食間か食事の15分以上前にして下さい。第二は精製されたお米を胚芽米か玄米にすること。そして最後に精製された小麦粉で作られたものは食べないこと。」
「何でですか？」
「この3つは消化吸収が早いために血糖値を急激に上げてしまうからです。他の精製されていないものであれば、徐々に血糖値を上げるので膵臓から出るインスリンのレベルが急上昇しなくて済むんです。有地さんはイライラしたり、気分が移りやすいでしょ？　それは血糖値が急激に上がったり下がったりするからだと思うよ。とにかく、これが栄養療法の基本中の基本だから守って下さい。」
「でも殆どのスナックには砂糖が入ってますよね。」
「それなら自然食品店や健康食品店に行けば、ノンシュガーや黒砂糖を使ったスナックも売ってるから、探してごらん。」
「ウーン、頑張ります。」
「次はこれ。」

とリストが書いてある別の紙をフジッペに手渡した。

「ここに書いてある成分が、このサプリメントに入ってます。アマニ油（必須脂肪酸）、ビタミンＢ６、ビタミンＣ、亜鉛は組織を緩めるプロスタグランジンと呼ばれる物質の代謝を高めます。あとビタミンＥは酸化しやすい必須脂肪酸を守ったり、抗酸化剤にもなります。ビタミンＣは副腎にも不可欠な栄養素です。これを１日に２回１錠ずつ、食中か食後に飲んで下さい。この成分は冷えも解消するはずだから一石二鳥にも三鳥にもなるかもね。アマニ油ではなくて、ひまわり油が適応する場合があるので、検査させてもらえますか？」

と言って前に僕がクロレラで試したように筋力検査をしながら、どちらが適応するかを調べている。やはりアマニ油の方が合っているようだ。

「それともう一つ大切なことがあるんだけど、有地さんの次の生理の予定日はいつ？」

「来週だと思います。」

「そうか、聞いておいて良かった。次回はいつもより生理痛がひどくなるかも知れません。今までのバランスが変わって身体が対応できない場合があるのです。僕は以前それを患者さんにそれを説明するのを忘れて、大失敗した苦い経験があるんです。普通は栄養療法だけだと２〜３ヶ月待たないと反応が出ないケースが多いんだけど、カイロプラクティックの治療を併用すると早く反応する場合が多い。でも反対に今説明したように、治療後すぐに生理が始る人は、時々症状が悪化する場合があります。でも翌月からは楽になる筈だから心配しないで下さい。」

第 **2** 章　治療体験

「分りました。で、次はいつ来たらいいでしょう？」
「次回の生理が終わった後に来て下さい。できたら2週間後くらいかな？」
「分りました。」
「他の注意点はコウタ君に聞いて下さい。もう何回も聞いているから、覚えてると思うよ。」
「任せて下さい。しっかりと教えます。」
「ではお大事に。」
「ありがとうございました。」
　治療を終えてホッとしたのか、フジッペはなぜかニコニコしている。
　翌週……フジッペからの電話。
「生理が始まったけど、いつもより全然痛くないの！　お腹が少し張った感じはあるけど、痛みは殆どないの！」
「冷えはどう？」
「手足の冷えは大分治まった気がする。ネエ、来週も一緒にいってくれるでしょ？　行こうよ、絶対ね、ジャーネ！」
　なんて勝手な奴。あれだけウダウダと愚図っていたのに。でも良かった。

　ヒロ先生は以前、「どうして必須脂肪酸とか必須アミノ酸と呼ばれているのか知ってる？　それらは体の中では作れない成分で、しかも身体に不可欠な栄養素なんだ。だから必須と呼ばれている。他のほとんどのビタミンやミネラルも、体の外から摂取しないとならない体に必要な成分なんだ。だから、どんなに優れた治療をしても、必要な栄

養分が不足していたら治るわけがない。体の中で補えない栄養分は、正しく体の外から摂取するしかないんだ」と教えてくれた。そうだよな、食べるって体に必要だから食べているだけで、決して単にお腹が空くから食べているだけではなく、趣味で食べてる訳ないしな。本当に大切なんだ食事って。少々食べ物に対する僕の考えをリセットする必要があるようだ。

　他の日にヒロ先生は副腎についても教えてくれた。

　「副腎で作られるホルモンの基はコレステロールなんだ。皆はコレステロールは天敵だと思っているだろう？　でも体はコレステロールを食べ物からも消化吸収しているけど、必要なだけ肝臓で作っているんだ。そのコレステロールを薬で下げてしまったらどうなると思う？　副腎はホルモンを作れなくなる。この間、副腎は女性に大切なホルモンを生産していると教えたよね。実は女性だけでなく、男性に大切なホルモンも作っているし、一般にステロイドって言われているホルモンも作ってるんだ。」

　「ステロイドってよく薬で処方されますよね？」

　「ソウ、そのステロイドだって必要以上に体内に入れば、副腎は自分でステロイドを作らなくなってしまう。必要ないからね。だからアトピーの患者さんはステロイドを塗ったり、飲んだりすのを止めると、症状が悪化する。だって本当なら自分の体の中で作るステロイドが作れなくなっているんだから。」

　「そうなんですね。」

　「この問題はもっと広い範囲まで影響するけど、取り敢えず私たちの身体は、優れたコレステロールを必要としている。その先が必須脂

肪酸であるDHAやEPAだ（オメガⅢとも呼ぶ）。よく聞くでしょう？マグロの目の周りにある油が体に良いって？」

「知ってます。この前、体にいいからって母親が送ってきました。」

「それ、それ、やっと日本人にも浸透してきたかな？」

今では脂肪の重要性が再認識されるようになった。でも大切なことは、不必要な脂肪を摂るのではなく、体内で作ることのできない、そして体に必要な脂肪を摂るべきなんだ。しかし難しいね。色々あり過ぎて、僕たち庶民が理解するのには時間がかかる。正しい情報を提供してくれる人達を探すのも大変だ。でもそこまで考えて治療して行くカイロプラクティックって本当に凄いよな。

カイロプラクティックに出会ってまだ半年足らずだけど、今までに色々なカイロプラクティックの治療を体験したり、見学させてもらった。ヒロ先生のオフィスの人達とも仲良くなれたし、見学に行くとイヤな顔もせずに、「コウタが来たよ」と言って喜んで出迎えてくれる。まア面白い奴がまたきたゾ！　ってだけかも知れないけど。

そしてある日、ヒロ先生が「毎週土曜日の夕方から僕の家に友達が集まるんだけど、よかったらおいでよ。面白い人がいっぱい来るよ。カイロプラクターもいるし、他の仕事をしている人も、学生もくるから遊びにおいで」とお誘い頂いた。

ヤッター、もっとヒロ先生と話せるんだ。僕は「是非、是非」と答えた。ヒロ先生話しを聞けるのも楽しみだし、ヒロ先生の友人に会えるのも嬉しい。

早く土曜日になれ！

第3章
カイロプラクティックの歴史

ヒロ先生の家

　その週の土曜日。待ちに待った日がやって来た。ヒロ先生のお宅は、僕のアパートから車で約1時間程走ったマンハッタンビーチいう海に近い場所にある。僕が住んでいるアパートは、どちらかと言うと山の中腹って感じで、昼を過ぎると海側から運ばれてくるスモッグ雲でどんよりと曇ってしまう。誰もが想像するカリフォルニアの青い空と綺麗な海は、ヒロ先生の自宅近郊が当てはまる。ヒロ先生の家は、ビーチから歩いて10分程度にあるカリフォルニアの理想型である。

　短気な僕は、その日の朝から"夕方"の定義について悩んでいた。夕方っていったい何時からなのか？　5時や6時なら、立派な夕方と言える。それは認めよう、だが4時でも夕方と言えるのではないか？では3時は？3時を夕方として何が悪い？　夕方の定義はないはずだから、3時でも夕方なのだ！　と何と2時にアパートを出て、3時過ぎにはヒロ先生の家に着いてしまった。しかし、さずがにチャイムを鳴らす勇気はない。

　大体、3時が夕方であるわけがない（出発するまでは夕方と決めていた）。ウーム着いたはいいが、世間一般の人達は、3時が夕方だとは思うまい。自分勝手に夕方と決めていただけで、まだ陽ざしも強いこの時間に、「こんばんわ」とは言えない、やはり「こんにちわ」だ。やっぱり夕方は「こんばんわ」だよなと訳の分らないことをウーンと腕を組んで思い悩んでいたら、後ろから車のクラクションの音。

　「なんじゃい！　こちとら無い知恵をしぼって悩んでるんデイ！

第3章　カイロプラクティックの歴史

邪魔すんじゃーネーヨ」とバックミラーを睨みつけると、トヨタのランドクルーザーに乗ったヒロ先生ではないか！慌てて車から転げ出すように降りた僕は「ハッ、大石光汰、ただ今到着致しました！」と直立不動でヒロ先生に挨拶した。

「早いね、ちょうど今、夕飯の買い出しから帰ったところだから、まだ何もないけど、車はそこに駐車しておいても大丈夫。取り敢えず入って、入って。」

「いいんですか？　自分でしたらここで待ちますが……」

「大丈夫、大丈夫、皆もボチボチ来るだろうから、ビールでも飲んで待ってようよ。アッソウソウ、奥さんは知ってるよね、こちらが娘の朋子、トモチャン、コンニチワしなさい。」

「コンニチュワ。」

「こんにちわトモチャン、何歳かな？」

「2サイ。」

と愛らしい右手で小さなチョキをして見せた。やはり受付をしていた人が奥さんだ。聞こうかどうしようか悩んでいたけど、間違っていたら迷惑をかけると思っていつも聞けないでいた。

「トモちゃん、このお兄さんがコウタ　オニーチャンよ。」

と紹介してくれた。品のある優雅で美人な奥さんは雅子さんと言う。名前だけは以前から知っていた。オフィスでは自分からヒロ先生の奥さんであることを名乗らないのは、きっと仕事とプライベートをしっかり区別しているんだろう。でもあの流暢な英語はどこで身に付けたんだ？

シンプルな広々とした応接間を通り抜け、裏の庭に出る。大きなテ

ラスがあり、6～8人は座れそうなビーチパラソルとテーブルが2台並び、真ん中にはバーベキュウを焼く台が置かれてあった。驚いたのは、普通なら青々とした芝生となると思われる庭が、ナント畑になっており、トマトやキュウリが栽培されている。
「適当に座って、ビールは日本のが良いかな？　それともクアース（Coors）かミラーライト（Miller Lite）もあるけど？」
「エッーと、ミラーライトでお願いします。」
「ハイどうぞ。」
「ありがとうございます。」
　プシュッ！
「一緒に飲むのは始めてだよね、ハイ、乾杯。」
「アッ、頂きます。今日はお招き、ありがとうございます！」
「イエイエ、こちらこそ患者さんを沢山ご紹介頂きまして、ありがとうございます。」
　ブシュッ！
　ヒロ先生と僕は、緊張した雰囲気もなく、最初から気さくに話し合えた。何かズーッと前から知り合いだったような和んだ気分だ。海からの気持ち良い風を受けながら、今日もビールがうまい！　ヒロ先生はおもむろに畑から幾つかの真っ赤に熟したトマトをもぎ取り、
「美味しいよ、もちろん有機栽培で無農薬だから大丈夫、ガブリとやって。」
「アッありがとうございます。」
　どこまでも驚かせてくれる先生だ！

第**3**章　カイロプラクティックの歴史

　僕は以前からヒロ先生に聞きたいことがあった。ヒロ先生のカイロプラクティックとの出合いである。
　「ヒロ先生、先生はどこでカイロプラクティックに出会ったんですか？　日本ですか？　でも余り日本ではカイロプラクティックって知られていないですよね。」
　「そうだね、でも日本なんだ。ある時、とある日本人DC（ドクター・オブ・カイロプラクティックの略"Doctor of Chiropractic"）のセミナーに参加してね、コレだ！　俺が探していた治療はこれだって感じかな。それまでは鍼灸師をしながらヨガを教えていたんだ。大学では深層心理を勉強していてね、でも何か違うぞって感じで、俺が求めているのは他にあると悩んでいた時にカイロプラクティックに出会ったんだ。今ではロスでもたくさん日本人カイロプラクターが開業しているけど、殆どの人は皆アメリカでカイロプラクティックを知って、それで勉強した人が多いけど僕は別。日本からカイロプラクティックを勉強するために来たんだ。そのまま日本に帰らずに居座っちゃったけどね。」
　「ヒロ先生が針やヨガを？」
　「そうだよ、5年程やってたかな、結構うまかったんだよ。患者さんも沢山いたし、そこそこ儲かっていたし、でも吹っ切れない何かが心のどこかにあったんだろうね、カイロプラクティックに出会ったら居ても立ってもいられなくてね、俺もアメリカに行くぞ！　って感じでね、次の年にはサンフランシスコの英会話学校に通いながら、入学に足りない単位を夜間大学で揃えてたっけ。」
　カイロプラクティックの何が魅力的だったのだろう？

「その日本でのセミナーの先生って、ヒロ先生の師匠になる人ですか？」
「イヤイヤ、アメリカで何人も、もっと凄いカイロプラクターに出会ったら、あの程度は大したことないってことが身に滲みて分かったよ。もっともっと凄いカイロプラクターがいっぱいいるし、奥がもっと深いことも分かった。」
「そんなに奥が深いんですか？」
「深いよー、カイロプラクティックの歴史自体は130年くらいだけど、中身は濃いよ。コウタ君はカイロプラクティックの歴史知らないよね？」
「全然！」
「じゃあ簡単に説明してあげよう……」
それから小一時間、僕はヒロ先生から簡単なカイロプラクティックの歴史を聞いた。

その内容はこうだ。まずカイロプラクティックの名前の由来。カイロ（Chiro）とは"手"、プラクティック（practic）は"技術"を意味するそうだ。これは後で紹介するD.D.パーマーが大学の特別研究員の職にあったサミュエル ウィード牧師という人に命名して貰ったらしい。ヒロ先生は"手による技術"という名前がとても気に入っているそうだ。ヒロ先生は海に行っても、山に行っても、どこでも困った人がいたら治療できるカイロプラクティックがとても好きらしい。
針がないと治療が出来ないとか、注射がないとか、薬がなくても、手がある限り苦しんでいる人達を助けてあげられるカイロプラクティ

第3章　カイロプラクティックの歴史

ックがヒロ先生は本当に気に入っている。それを聞いて昔読んだ本を思い出した。ある日本の手技療法士が第二次世界大戦中に地方に疎開した際、その人の一家は田舎の人達を治療していたから食べ物に困ったことはなかったと書かれていた。一緒に疎開していた普通の医者は食べ物を手に入れるのに苦労していたとも書いてあった。薬も注射もなかったから治療できなかったんだ。そうだよな、どこでも、いつでも人を助けることが出来るって素晴らしいと僕も思う。僕だってカイロプラクティックに出会えて本当によかったと心底思う。

　そしてヒロ先生はカイロプラクティックの歴史に入る前にと言って、ヒロ先生が入学前に面接を受けた時の事を話してくれた。それはドクター・コーヘン（Dr. Cohen）という有機化学担当の素晴らしい教授で、先生は今でもインタビューを受けた時の感動を鮮明に憶えていると言う。ドクター・コーヘンはヒロ先生にこう言ったそうだ。

　「カイロプラクティックは50％が科学で、残りの50％はアートである。このような素晴らしい医療は、カイロプラクティック以外にはない！」

　この言葉が今でもヒロ先生の脳裏に焼き付いて離れないそうだ。手技は科学に基づいて行われるべきで、技術だけではなく、知識が必要であると気付いたヒロ先生は一生懸命に基礎医学を始め、多くの科学を勉強したそうだ。そしてカイロプラクティックの大学を卒業した後も、勉強は継続していると言う。僕には少々耳が痛い。ヒロ先生は、僕に科学に基づいたカイロプラクティックは"医術"であることも憶えていてほしいと告げ、それからカイロプラクティックの歴史の話しが始まった。

　50％が科学で、50％がアートかあ、何かかっこいいじゃん！

カイロプラクティックを始めたのはダニエル・ディビット・パーマーで、1845年にカナダのトロント近郊で生まれた。彼は20歳の時に、アメリカに移住したそうだ。この頃のアメリカは南北戦争が勃発していて、おそらく物騒な時代だったに違いない。彼は職を点々と代えながら、40歳の時にアイオワ州のダーベンポートという土地で、自然磁気治療スタジオを開設したそうだ。40歳というと1885年、医学界で有名な、多くの医師に尊敬されているウイリアム オスラー博士[1]が活躍していた時代と重なる。そして運命の日、1895年9月にD.D.パーマーは清掃員で、殆ど耳が聞こえなかったハービィ・リラードという人の背骨の歪みを矯正（カイロプラクティックではアジャストと呼ぶ）して、聴力を回復させた。これがカイロプラクティックの歴史の始まり、始まりなのだ！（図1）

　カイロプラクティックはレントゲン学と一緒に発展したと言われているが、カイロプラクティックを知るには、D.D.パーマーの息子、バートレット・ジョシュア・パーマーことB.J.パーマーを忘れてはならない。ヒロ先生によると、今でもB.J.パーマーを崇拝するカイロプラクターが多勢いるが、非難する人達もいて、どちらとも言えないが、彼がいなかったら今のカイロプラクティックはあり得なかったというのは確からしい。聞いてみると、ラジオ局を開局したり（元米国大統領のレーガンは、このラジオ局でDJをしていたという本当の話し！）、

---

[1]　ウイリアム・オスラー博士：多くの医師が師と仰ぐ歴史的内科医。ジョンズ・ホプキンズ大学医学部設立者としても有名。オスラーは1905年に英国に渡り、オックスフォード大学の欽定教授として余生を過ごす。著書に『平静の心』（医学書院）『医学するこころ』（岩波書店）などがある。

第3章　カイロプラクティックの歴史

図1　D.D.パーマー　　　　　図2　B.J.パーマー

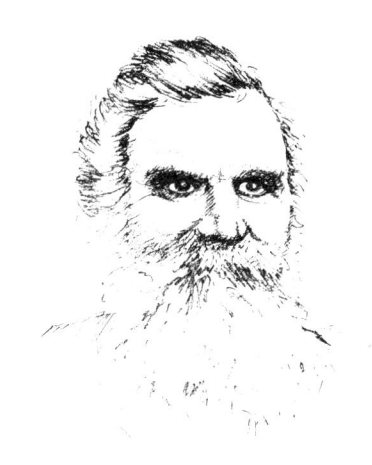

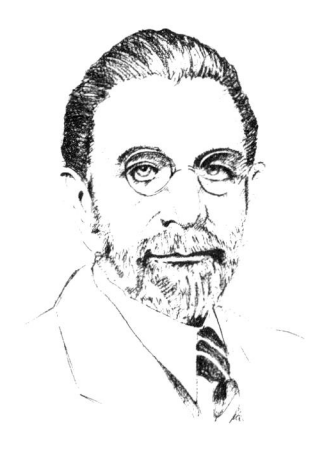

　世界一周旅行では日本（彼の哲学は随分と日本の影響が大きいらしく、宇宙の真理などの考えは神道に由来すると言われている）、インド（マハラジャも治療したらしい）、エジプト（ミイラをＸ線撮影をした）、イタリアではローマ法王に謁見している。もうメチャクチャ元気な人だったらしい。

　パーマー大学を発展させ、ドロップテーブルを開発（その後、改造された治療テーブルを今でも使用しているカイロプラクターも多い）、インディアンからは名誉酋長の位が与えられている（以前、日本である医者に首を捻られて、これはアメリカのインディアンから生まれたカイロプラクティックという治療だと言われたことがある。ウソみたいな本当の話し！）。哲学者であり、科学者であり、建築家であり、そしてカイロプラクティックを独自の医療分野として発展させたカイロプラクティックの推進者であったことは確かだ（図2）。

アンドリュー・ワイル博士[*2]の本"人はなぜ治るのか"（日本教文社）によると、「B.J.は1961年に他界するまでに学位授与証の通信販売方式を考案し、アロパシー（一般医）はおろか、ホメオパシー医やオステオパシー医も顔をそむけるような珍奇な新製品を派手に宣伝した」と書かれている。

　ヒロ先生は、確かにカイロプラクティックの歴史は政治が絡み、様々な目を被いたくなることもやってきた。それは一般医であるアロパシーも同じような経歴をもつらしい。たとえばアロパシーは18世紀まで瀉血（体内の血液が汚れていると考え、ランセットで静脈を切って出血させることで治療としていた）を繰り返し、初代ワシントン大統領が血を抜かれ過ぎて死亡した話しは有名で、僕も高校の時にその話しを聞いてビックリした覚えがある。今では考えられない治療法が、ほんの数百年前までは、平気で行われていたんだ。

　「問題はこれからだよ。今までやってきたことを隠すことなく、反省しながら正統な医療にして行けばいいんだ。誰もが認める手技だけで治す医療が確立すれば本当に素晴らしいと思う。だから今までのひどい歴史もコウタ君に隠さずに話したんだ。」

　とヒロ先生が僕に教えてくれた言葉が印象的だった。確かに今までのカイロプラクティックはX線検査に依存していた傾向がある。

[*2]　アンドリュー・ワイル博士：ハーバード大学医学校卒業、アリゾナ大学医学校社会医学部部長。アメリカのタイム誌が毎年行う"最も影響を与えた20名"で毎年選出されている。『人はなぜ治るのか』（日本教文社）ほか数多くの著書がある。最近は『癒す心、治る力』『心身自在』『ヘルシーエージング』（いずれも角川書店）などがある。

しかし今ではモーション パルペーションという動的触診検査という検査法が開発され、一切X線検査を用いないでも、背骨の歪み（カイロプラクティックでは関節が歪んで動きが制限されている状態をサブラクセーションと呼ぶ）を検出することが可能になった。さらに色々な検査方法も見つけ出されているという。実際、僕もヒロ先生のオフィスではX線検査を受けずに治療を受けたし、今まで僕が治療に同行させてもらった人達もX線検査を一度も受けていない。実際に日本ではカイロプラクティックはまだ法制化されていないため、X線検査は出来ないらしい。それでも多くのカイロプラクターが日本で活躍していると聞く。ヒロ先生がカイロプラクティックを誇りに思う気持ちが納得できるような気がする。
　また現在のカイロプラクターの多くは、理学療法、温熱療法、冷却療法、食事療法、栄養療法、前述したマッケンジー・エクササイズなどを取り入れた「混合派」が主流である傾向にあるが、いまだにD.D.パーマーやB.J.パーマーの純理論的な教義に固執している「純正派」を名乗る人達もいるらしい。まだまだ発展途上な部分も残されている。
　ここで再び、カイロプラクティックを余り好んでいないように思えるアンドルー・ワイル博士の"人はなぜ治るのか"から引用したい。
　「私はここで、何となく全身的に具合が悪かったのがカイロプラクティックで治ったと証言する患者には何人にも会っていること、また、ふつうの医師には治せなかった症状がきれいにとれたと喜んでいる患者をたくさん知っていることも記しておかねばならない。」
　ヒロ先生はワイル博士について、ワイル博士はカイロプラクティックを含め、第三者の立場から医療全体を観察している重要な御意見番

だと高く評価していた。

　またヒロ先生が教えてくれたことに、

　「カイロプラクティックは関節の歪み（サブラクセーション）を取り除くことで筋骨格のバランスを取り戻すんだけど、中にはいまだにサブラクセーションが神経を圧迫するのが原因で症状が生じると信じている人達がいるんだ。呆れたけど、前に日本に一時帰国した時、多くの日本のカイロプラクターと話しをする機会があってね、話しの中で神経圧迫説が出て来て、意外にも今でもサブラクセーションが神経を圧迫することで痛みが出ると信じている人が多くてビックリしたんだ」と話してくれた。

　僕にはよく分らないけど、今では神経は多少圧迫を受けても、痛みの原因とはならないことが証明されているそうだ。ヒロ先生に言われて僕は自分の腕を反対側の手で強く掴んでみた。確かに圧迫感はあるけど、特別な痛みは感じない。腕の中には沢山の神経が走行しているらしいから、神経圧迫説が正しければ痛くなるはずだ。でも確かに多少の圧迫では痛みはない。しかもサブラクセーションとは、ほんの僅かな歪みだそうで、一般の整形外科の先生方が用いるサブラクセーションの意味とは全く異なるらしい。整形外科で使われるサブラクセーションとは、関節が脱臼しかけている亜脱臼、つまり外れかけている関節の状態を指すのだそうで、カイロプラクティックが提唱しているサブラクセーションとは本質的に異なるらしい。

　カイロプラクターが用いるサブラクセーションとは、関節の動きが減少していたり、動きづらくなっている関節を意味する。さらに昔は背骨から出ている神経の根元がサブラクセーションで圧迫されると言

われたらしいが、神経が背骨から出ている関節の隙間（椎間孔と呼ぶ）は、サブラクセーション程度の歪みでは神経を圧迫することはできないことが、随分昔に証明されているとのこと。

　また難しい話しだったけど、今では関節の動きが減少することで、脳に行く神経伝達（これを求心性伝達路と呼ぶらしい）が正確に伝わらず、その情報に併せて脳から送られる神経伝達（こちらは遠心性伝達路と呼ぶ）が間違った情報を伝えるために、様々な機能不全が起きて、それが原因で痛みなどの症状が現われると考えられているらしい。

　何のことだか、分かったような、分らないような内容だが、「コウタ君もUCLAで運動学を学ぶんでしょ？　いずれ勉強するから頭の隅においとけばいいよ」と慰められた。ヘーッカイロプラクティックって色々なことを知らなければならないんだと感心したが、ドクターなんだから当然と言えば当然である。

　現在アメリカのカイロプラクティック大学では、一般の医学部と変わらない時間数（4500時間以上：一般の医学部と同じ）の授業が義務づけられ、医学部と同様に4年生の大学卒業（120単位以上）と必要科目の単位がないと入学が許可されない。一昔前のヒロ先生の時代は、短大卒以上（60単位以上）と必要科目単位（無機化学6単位、有機化学6単位、物理学6単位など）が取得できていれば入学できたし（TOEFLも必要）、ヒロ先生のさらに10年以上前は高卒でも入れたらしく、外国人はTOEFLを受けなくても、高卒で入学できたらしい（少々うらやましい気がする）。

　この数十年でカイロプラクティックは医学部と同レベルまで引き上げられたとも言える。これだけの急激な進歩を支えているのは何だろ

う？って考えたら、直ぐに"患者さん"だと思い付いた。そうだ、患者さんにきちんと対応するために、カイロプラクティックの世界も進化し続けたに違いない。しかし手技だけで治るのなら、薬の副作用もないし、手術を受ける必要もない。自然に近い形で治るんだったら、皆どちらを選ぶかは明白だ。しかし、しっかりとした教育は不可欠だと思う。まして人の体を触ったり診るのだから、しっかりとした知識も必要だ。

　確かに今の世の中の変貌ぶりには驚かされる。僕の親父に聞いた話しだが、親父が生まれた頃はレコードやステレオは貴重品だったらしい（今ではステレオやレコードを知らない子供も増えている）。それが親父が小学校に入るとカセットテープが開発され、カセットテープレコーダーの時代になり、中学校ではウォークマンという携帯式テープレコーダーが売り出されて大人気となった。そしてカセットはCDに移り変わり、今ではアイポットと呼ばれる小さなボールペン程の機械に数千曲も録音することが出来るようになってしまった。

　テレビだって、親父が子供の頃はテレビがある家のほうが少なくて、真空管で作られていたのがトランジスタになり、白黒がカラーになり、映画館のような大きなスクリーンが出回ったと思ったら、何とぶ厚いブラウン管からスクリーンは液晶に変わって薄くなり、僕の叔母さんは、テレビの上に花瓶やティッシュペーパーの箱が乗せられなくって不自由していると愚痴を言っていた。

　携帯電話だってそうだ。僕が小学校の時は、大きくてトランシーバーみたいで入会金が10万円以上もしたのが、今では安く手に入るし、小さくなって小学生でも持っている時代になった。車のナビは当然だ

し、聞いた話しでは、NASAは衛星から地上50センチ範囲の小石まで確認することができるようになっているらしい。ビデオだって、今ではDVDの時代だ。僕の親父は、「もうオジさん達はついて行けない、これ以上進歩しなくても、今のままで我々は充分生活できる。もう止めて欲しい！」と言って頭を抱えて悶絶していた。この著しい発展（進歩）の原因はなんだろう？　何か急ぎ過ぎている気もするが、きっとカイロプラクティックも同じで、どんどん進化しているのだろう。

　長くなってしまったが、もちろんカイロプラクティックに貢献してきた多くのカイロプラクター達も忘れてはならない。反パーマー系として初期に転向した弁護士のウィラード・カーバーは食事療法や物理療法を取り入れた先駆者である。オランダ生まれで幼い頃にアメリカに移住し、ナショナル・カレッジ・オブ・カイロプラクティックを卒業、そして1945年から80年まで学長を勤め、カイロプラクティックの名を大いに広めたジョセフ・ジェンシー。スイス生まれでユニバーサル・カイロプラクティックを卒業した後、ジュネーブで臨床生体力学研究所を開き、仙腸関節（骨盤に含まれる関節）の重要性などの論文を数多く発表したフレッドW. イライ。カナダ生まれでパーマーを卒業した後、モーション・パルペーションを開発したヘンリーJ.ジレーなど、カイロプラクティックに大きく貢献した大勢の人達がいた。
　カイロプラクティックを科学的に発展させた優れたカイロプラクターが大勢いたのだ。だからこそ、カイロプラクティックは法的にも認められ、立派に成り立っているのだ。
　「最初は間違ったこともしたかも知れない。でも今カイロプラクテ

ィックを営む人達は、純粋にカイロプラクティックを愛し、真面目に取り組んでいる。確かに中には商売に走る人もいるけど、僕は真剣に患者さんを救うことを望み、一生懸命努力しているカイロプラクターの方が圧倒的に多いと信じてる。」

ヒロ先生は、陽が沈もうとしているカリフォルニアの空を見上げながら、自分自身に言い聞かせるように力強く話してくれた。素敵だった。

また手技を用いなくなってしまったアメリカのオステオパシー*3が考察してきた多くの手技は、カイロプラクターに引き継がれているらしい。ヒロ先生は、いつか時間が空いたときにオステオパシーの話しをしてくれると約束してくれた。ヒロ先生が用いる手技の多くも、オステオパシーから伝わったテクニックや理論を取り入れているそうだ。

カイロプラクティックではヒロ先生のような関節をポキッと鳴らすテクニックを"直接法"（音が必ず鳴る必要性はないそうで、制限されている関節の動きが回復すれば、それで充分とのこと）、緊張している筋肉や靭帯を緩めたり、反射点などを利用して治療して行く"間接法"に大きく分別される。どちらも大切で、どちらもカイロプラクティック（手技という意味で）だと教えてくれた。オステオパシーで

---

*3　オステオパシー：アンドルー・テイラー・スティルが1874年にミズーリー州で始めた手技療法。元々スティルはアロパシー医であったが、関節を動かすことで病人の治療に好結果が得られる発見からオステオパシーを始めた。1892年に初めてオステオパシー教室を開き、しばらくした後「アメリカ・オステオパシー・スクール」を開設。

も、直接法と間接法があるらしいが、日本のオステオパシーは後者だけをオステオパシーだと誤解している人達が多いらしい。手技であればどちらでも良いと思うけど。

　ヒロ先生は最後に、手技による治療法、特に直接法は将来的に日本に引き継がれて行くような気がすると言った。
「やっぱりアメリカ人は大雑把な人が多いし、器用な人が多い日本人に向いているんじゃあないかな？」
「アメリカ人はそんなに不器用なんですか？」
「イヤそうは思わない。でもね4年制の大学を卒業した人達を見てると、頭でっかちと言うのかな、本の上での勉強には長けているんだけど、手先を使うことが出来ない人が多くなってきたね。器用な人達は他の分野に行ったり、高卒で手に職をつける事が多いような気がするなー。」
「日本でも同じような傾向があるのではないでしょうか？」
「将来的にはそうだろうね。日本もいつかは4年制の大学を卒業しないと入学できないようになるだろうから。でも最初からはそうはならないから、4年制大学卒業者の制度が確立するまでは、面白い人達が出て来るような気がするな。」
　ヒロ先生は、夢を追うような輝いた眼で僕に力説していた。そうであってほしい。こんな素晴らしい技術が廃れてはもったいない。
　僕も日本に引き継がれてほしいと切実に願う。

ヒロ先生の友人

　そんな話しをしている内に、入り口のチャイムが鳴った。奥さんと少し話しをしているようだ。男性の声がする。僕は少しドキドキしてきた。ヒロ先生と親しくしている人達ってどんな人なんだろう。すると黒ぶちのメガネをかけ、象アザラシのような口鬚をたくわえた痩せ気味の男性がテラスに出て来た。
　「ドモドモ、もう飲んでるの？　早いね、私も頂こうかな？　そちらの僕ちゃんは初めてだね。こんにちは、高橋です。」
　「ハ、初めまして大石光汰といいます。パサディナ大学の１年生です。」
　するとヒロ先生が、
　「高橋先生は僕のカイロプラクティック大学の大先輩。今はトーレンスで開業しておられる。学生時代は随分とお世話になってね。今日はひとり？　奥さんは？　高橋先生の奥さんはアメリカ人で眼科のお医者さんなんだよ。」
　「青い眼をしたアメリカ人ですか？　どうやって知り合ったのですか？　僕も眼の青いガールフレンド募集中なんです！」
　アメリカ人のガールフレンドを見つけるチャンスだ。思わず呼吸が荒くなる。
　「残念でした。青い眼ではありません。茶色です。ヒロ先生、また面白い人を連れて来たね。どうしてヒロ先生の回りは変わった人が集まるんだろうね？」

第3章　カイロプラクティックの歴史

「高橋先生、その変わった人の中に自分も入ってるんでしょうね？」
「アハハハ、もちろん私は変な人のお手本みたいな人間だからね。もちろん立派な変な人です。」
　笑いながら高橋先生は勝手にヒロ先生の庭、いや畑に入り込み、物色しながらキュウリをむしり取り、
「今日はこれがいいな。奥さんに持って行って軽く塩揉みしてもらってくれる？」
と僕に渡す。
「エッ僕がですか？　ハイ分りました。」
　僕は家に入りキッチンで夕飯を用意している奥さんをみつけた。トモチャンの相手をしながら、奥さんは何かを切り刻んでいる。
「あの高橋先生がこれを食べたいそうです。」
「アラッ呼んでくれれば取りに行ったのに、ありがとう。高橋先生ね、了解しました。」
「お願いします！」
「高橋先生って面白いわよー。でもね彼は日本人で始めてアメリカの専門大学を首席で卒業した天才なのよ。日本の新聞にも載ったくらいの有名人なんだから。ちゃんと話しを聞いた方がいいわよ。」
「首席で！」
　僕は叫んでしまった。日本人で始めての首席で卒業!?　どこから見ても、そんな人には見えない（失礼！）。僕は急いでヒロ先生と高橋先生の元に戻ることにした。
　首席で卒業した天才をもう一度確認したいからだ。きっとさっきは見逃したが、メガネの奥にキラッと光り輝く何かが、または話しの中

に奥の深ーい内容が、それともさっきのは猫を被った仮の姿で、本当は凛々しいお方なのかも知れない。

　ピンポーン！　また誰かが来た。キッチンから「ゴメン、コウタ君、今ちょっと手が離せないの、出てくれない？」

「ハイ。」

　今度はどんな人だろう？　また高橋先生のような天才だろうか？恐る恐るドアを開ける。

「コンバンワ、アレッ家、間違えたの私？」

「イエ、大柳先生のお宅です。僕は大石光汰といいます。今日は先生のお宅にお邪魔させて頂いてます。」

「なんや、また家を間違えたかと思った。よくやんのよね私、よかった、ほな上がらせてもらうわ。」

　女性だ。40歳前後だろうか？　随分と派手な露出系のカッコをしているけど、グラマーで顔も美人系に入る。僕はどうも美人系に弱い。自然にまた頬が弛んでしまう。

　テラスから「オーッ、ソノエちゃん、いらっしゃい。こっちだヨー！　コウタ君もありがとう、早くおいで」とヒロ先生の声。

「彼女もカイロプラクター。サンタモニカで開業してる。彼女も僕の先輩。考えてみたら先輩方にわざわざ毎週のように我が家に来ていただくなんて、僕は少々厚かましいのかな？」

「イエイエ、私達が勝手に来てるだけ。毎週ここに来れば美味しい日本料理が食べれるからね。いつもメキシコ料理やイタリアンでは、私もまいっちゃうからね。」

「ソウソウ、私も料理作れないから、毎日外食でしょ。1週間に1

回くらいは家庭の味を楽しまないとね。」

「それじゃ夕飯が目当てで、僕は関係ないって訳？」

皆楽しそうだ。

その日はそれから3人、1人は中国人と日本人のハーフ、1人は日本育ちの中国人、残りの1人は韓国人だけど小学校まで日本にいて、その後はブラジルで育った変わり者が、ヒロ先生宅を訪れた。その日は僕と後から来た中国人とのハーフ（何とUCLAのシニア『4年生』でしかも運動学を専攻）を除いて、残りの来客は皆カイロプラクターであった。暫くテラスで食事をしながら団欒して、その後はリビングで話しが続いた。

僕は難しすぎて話しに入り込む余裕など殆どなかった。9時過ぎにトモチャンがご就寝ということで、その日はおひらき解散となった。帰りがけ、ヒロ先生と雅子さんから、

「来週もおいで、大体同じメンバーだけど、他のカイロプラクターや学生も来るから。」

と嬉しいお誘いを頂いた。

今日来た人達は、皆カイロプラクターだけど、それぞれ違うテクニックを使うそうだ。ヒロ先生からカイロプラクティックには色々なテクニックがあると聞いていた。サブラクセーションという共通点はあるが、アプローチが異なるらしい。

「ソノエ先生はディバーシファイドの達人でカイロプラクティックのホメオパシー専門医、高橋先生は頭蓋治療と自分で考えた訳の分らない治療の達人、韓国人のジョンさんは多国籍なのに何故か頑なにガンステッドと呼ばれるテクニック1本！　中国人のロッキーはSOTの

達人、僕は純粋な日本人なのにAK、SOT、頭蓋仙骨、マッケンジーなど、何でもありの浮気者。」

　色々なテクニックがあり、今日の話しの内容も専門用語が飛び交っていたので、理解できないことが多かった。次回からそれぞれのテクニックについて聞いてみようと思う。

　また今日はUCLAの学生であるテリーから色々と話しを聞こうと思っていたんだけど、テリーは卒後にヒロ先生達が卒業したカイロプラクティックの大学に進学することが決まっていて、テリーもカイロプラクティックの話しばかりしていたので、運動学の話しは全く聞けなかった。でもまた近いうちに会えるだろうし、その時にゆっくり話しを聞くことにした。

　でも今日のカイロプラクティックの話しは面白かった。雅子さんの手料理も絶品だった。久しぶりに家庭料理を食べた。まさしくオフクロの味っていうやつ。満喫しました。でも少しだけ日本を懐かしく思い出してしまった。帰りの車中で、アパートに帰ったら久しぶりに日本に電話をして、母さんの優しい声を聞こうと決めた。

　愛車カルマンギアはフリーウェイを走り抜ける。

第4章
ヒロ先生の治療

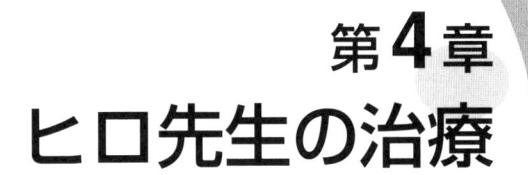

キャンプへ

　それからの僕は土曜日は毎週のように、ヒロ先生のお宅で夕食を頂くようになった。お邪魔する時刻は3時ではなく、我慢して5時に変更。手ぶらでは申し訳ないので、なるべく母さんが送ってくれた日本製の缶詰め、干物、お米、お茶、お菓子などや、何もない時はビール（自分が殆ど飲んでしまうのだが）などを持参するようになった。レギュラー陣は、高橋先生とソノエ先生と僕で、毎回勉強になる話しを聞かせてくれる。

　高橋先生はカイロプラクティック大学に編入する前は、ロスアンゼルス市立大学に通っていたそうだ。当時は大学の近くにあるチェスの店に入り浸り、1日中チェスをして過ごしていたらしい。日本でいえば将棋クラブや雀荘になるだろう。カイロプラクティックは、その当時、南カリフォルニア大学の医学部にいた奥さんが探して来たそうで、それまでは全くカイロのカの字も知らなかったらしい。聞いたこともない何か怪しい医療だと分ると、反対にカイロプラクティックに興味を抱いたという変な人である。

　首席で卒業したとは全く想像できない風貌でいつも登場する。ラフな格好が好きなようで、いつもダブダブな洋服を着ているのだ。2年前に5年ぶりの日本に帰国した時は、嬉しくて嬉しくて新宿の西口駅前のロータリーをスキップしながら走り回ったらしい。ますます変な人だ。しかし勉強の話しを聞いた時は驚いた。高橋先生は自分の合格点を90点以上と定め、1つだけ"B"をとったが、後は全て"A"で、

GPAは何と3.96！（アメリカではＡを４点、Ｂを３点、Ｃを２点、Ｄを１点、Ｆは０点で評価し、総合平均点を出す。"Grade Point Average"の略）唯一"Ｂ"を取ったクラスでは、試験範囲以外から問題が出され、同じクラスでは誰も"Ａ"が取れなかったそうだ。クラス全員で文句を言ったが、その先生はその学期で辞めてしまい、結局抗議は受け入れられずに終わってしまったらしい。

　テストがない日でも１日最低８時間は勉強を続け、車の中で授業のテープを聞き直し、通学中に追突事故を繰り返し、最後はどこの保険会社も受け入れてくれなくなったらしい。とにかく集中力の塊（かたまり）のような人である。

　ある時皆でワイワイ話している時に、ソノエ先生が「ネエネエ、人工呼吸って変だと思わない？　だって助ける人の息は主に二酸化炭素じゃん。呼吸が止まった人は酸素が必要なのに、二酸化炭素では意味がないんじゃないの？」皆声を揃えて「そうだ、そうだ、変だ！　変だ！　ところでさー」と話題が変わって、いつものようにワイワイガヤガヤ話していた。人工呼吸の話題から２時間も経ったころ、「そうだ！　分かった！」と高橋先生が右手の人さし指を天井に向け、息をゼイゼイさせながら立ち上がった。

　「全部が酸素でなくてもいいんだよ！　肺を膨らませ……（専門的な内容で僕には理解できなかった）……だから人工呼吸は意味があるんだ！」

　皆は何の話し?!って感じでシーンとしていた。高橋先生は２時間もの間、ズーッとその疑問を考え続けていたのである。すごい集中力である。でもやっぱり変な人だ。

ソノエ先生は、一言で表現すれば"男"である。グラマーでいつも露出系の格好をしているが、性格は男性そのもので、何かと「オリャーそれでもお前は男か！　キン○マ持ってんかい!?　そんなメソメソした考えだったらテメーのオチン○ン切ったろうか!?」と迫力満点である。

　しかも凄い行動力である。普通の大学（カルフォルニア州立大学ロングビーチ校）に通っていた頃は、学校が終わると日本料理屋で夜の12時過ぎまでアルバイト、それから1時過ぎに家に帰って5時過ぎまで勉強していたそうだ。

　本来は留学生は働くことは禁じられているが、学費を稼ぐために隠れて働いていたそうである（実際に隠れてバイトをしている留学生は多いが、移民局に捕まると48時間以内に国外追放が言い渡され、その後2年間はアメリカに入国できない）。

　平日は1～2時間しか睡眠を取らず、土日にまとめて寝ていたらしい（しかし土曜日は昼前からランチ、夜も働いていた）。

　「そりゃあ眠いわよ。眠いけど働かないと生活できないんだから仕方ないでしょ？　その頃は親の仕送り無しで生活してたんだから。」

　何を考えているんだろう、この人達は？「アンタ達は働かなくても食べて行けるんでしょ？　両親に感謝しなきゃね！　分かっとんかい？」

　ソノエ先生の前で下手なことを言ったら大変で、トコトン怒られる。しかし説教の内容はまったくもって正しいので、反逆することは不可能である。僕も反論できなくて何回も悔しい思いをしたが、ソノエ先生は実に正論を貫く正義の味方みたいで頼もしい限りだ。このくらい

第4章 ヒロ先生の治療

強くならないと、女性の留学生はやって行けないのかも知れないなーとも思う。僕の知り合いの日本人女性（もちろん留学生）は、ホームシックで日本に毎晩のように電話をかけまくり、毎月20万円以上も電話代を払っているらしい。ソノエ先生の爪の垢を煎じて飲ませてやりたいくらいだ。

「人間やる時はやる！　やるのか、やらないのか、それを決めてから行動する。半端な気持ちなら最初からやらない！　でもやると決めたらトコトン最後までやるってのが私の性分。文句があるならいつでも言ってきナ！」

こんなソノエ先生を見ていると、ソノエ先生の患者さんは大変だなー、いつも怒られてるんだろうなーと可哀想な気がしていた。しかし後で聞いた話しだと、反対に先生に怒られるのが楽しみで通う患者さんが多いらしい。

ソノエ先生に"渇"を入れてもらい、「よーし、頑張るぞ！」と勇気をもらって帰って行くのだろう。

「あんな性格だけどね、時々女らしい仕種をすることもあるんだよ」とある時ヒロ先生が言っていた。学生の頃からモテモテで、いつも男性に取り巻かれていたらしい。何となく分るような、分らないような。でも年下の僕から見たら、やはりアネゴ！　って感じだなヤハリ。

ある土曜日の晩、いつものようにヒロ先生のお宅で夕食会の最中、神上（しんじょう）さんという40代後半くらいの中年男性が突然現われた。

ビールを1口飲むだけで顔が真っ赤になった（早過ぎ！）。

「プーッ、ビールは最初の一口だねー。」

すると神上さんはいきなり、
「ヒロ先生、そろそろ行きましょう。キャンプ、キャンプ！」
「オッいいねー。しばらく行ってなかったね。行きますかー。」
「行きましょ、行きましょ、キャンプ、キャンプ行きましょ！　行きましょキャンプ！」
「コウタ君も行くかい？　キャンプ？」
「もちろん、でもキャンプは始めてなんですけど……」
「大丈夫、テントは沢山あるから、スリーピングバッグ（寝袋）さえあれば大丈夫、Kマート（安売りデパート）に行けば20ドルしないと思うよ。」
「ハイ、そのくらいなら買えます。明日行ってさっそく買って来ます。」って訳でいきなりキャンプに行くことになった。この瞬間、ヒロ先生と高橋先生はお互いに顔を見合わせてなぜか軽く微笑んだ。

　場所はロスから車で1時間半、ベンチュラ・キャンプ場に決まった。出発は2週間後の土曜日の昼過ぎから1泊2日に決定！参加者はヒロ先生、神上さん、高橋先生、そして僕の4名。雅子さんとトモチャンは留守番することになった。男4人だけの実に理想的な？　攻撃ゲバゲバ隊、いざ出陣なのだ！　キャンプファイヤーだ！　男はファイアーで酒盛りだ！

　予定の土曜日にヒロ先生宅に集合。早めに到着したのに、なぜか準備はすでに終了していた。先週の打ち合せ通り、僕がヒロ先生のランクルを運転して、神上さんのジープ、チェロキーに高橋先生が同乗して車2台、いざベンチュラ・キャンプ場に出発！

第4章　ヒロ先生の治療

雅子さんが送りがてら

「コウタ君、ドレイ頑張ってね！　ヒロ先生も高橋先生も余り無理難題をコウタ君に押し付けないでね！　前科もあるんだから……」

「分かってる、分かってる、だから別々の車ではなくて、2台だけで行くんだよ。これで逃げられないでしょ。じゃーね！」

ヘッ？　ドレイ？　前科？　逃げる？　何のこと？　エッ男だけのキャンプ？　まさか椎名誠パターン？　怪しい探検隊？　奴隷？　ウソ！　まさか……！

プシュッとビールの空く音。なぜかヒロ先生は助手席ではなく、後ろの席に乗っている。ヒロ先生の脇にはクーラーボックスが置いてある。

「コウタ君、運転はまかせたよー、僕は後ろで適当にやってるから、寝てたら起こしてね。ではそういうことでヨロシク！　グビリ、グビリ、ウーン車の中で飲むビールもうまい！」

なんてことはない。はめられた。僕はドレイとして、運転手として、何でも屋の雑用係りとして、キャンプに連れて行かれるのだ。どうも男4人というのが怪しかったのだ。しかもヒロ先生は飲み出すと止まらない。皆を自宅に呼ぶのも、他の人の家に行くと飲み過ぎてしまって帰れなくなってしまうからだと聞いた。

どうもキャンプに行くのも、ひたすら飲んで、もうダメ！　これ以上飲んだら、私倒れてしまう、エッ後ろにあるのはテント！　倒れてもいいのね、ゴロリ、お休み、グビーッと直ぐに寝むれるからだと後に判明した。だから雅子さんは行かないのだ。完全にはめられた！

午後の3時近くに目的地に到着。カリフォルニアのキャンプ場はと

てもしっかりとしている。入り口でシェリフが名前をチェック。危ない人が入り込まないように見張っている。

　シェリフというのは州で雇われている警官、市で雇われている警官がポリス、国に雇われているのがFBIで、日本人には少々分かりにくい。

　キャンプ場に入れば、あとは自由。自然の中に入れる。別にテントを張る場所の区切りとかはない。好きな場所を選べば良い。しかし木々が多いキャンプ場では、火事を防ぐために、キャンプファイアーをやる場所が指定されている場合もある。その場合は高さ20センチ、直径60〜70センチのコンクリートの輪が作られ、そこでキャンプファイアーをやるように事前に説明を受ける。別に皆一緒ではなく、木が余り集中していない場所に点々と置かれているので、他の人達と一緒になることはない。

　自然を壊さず、そのまま自然に触れられるように設定されている。場所によってはトイレ、隣にシャワー、電気コンセントまで設置されているキャンプ場もある。またキャンピングカー専門のキャンプ場も彼方此方にあるらしい。

　僕らは適当な場所を見つけて車を止め、荷物を降ろす準備に取りかかる。黙々と荷物を降ろしていると、神上さんが僕を呼ぶ。

「コウタ、手伝って！」

　始めて会ってからまだ3回目なのに馴れ馴れしいオッサンだ。

「コウタ、ありがたく思えよ。近所の家が建て直しで壊したから、いらなくなった木材を貰って来てやった。これで向山まで枯れ木を探しに行かなくてもよくなったんだぞ、感謝しろよ。」

「向山まで！　枯れ木を探しにですか？」
　「そうだよ、歴代のドレイ達は、まずファイアー担当になるのよ。全員が寝床につくまでは、決して火を絶やしてはならないのがドレイの掟。」
　「それで逃げ出した人がいたんですね。」
　「そんな奴もいたな〜」
　「そんな奴もというと、他にもいたんですか？」
　「イヤイヤそんなことは心配しなくてもよろしい。取り敢えず木材を運んで、運んで。」
　どうも怪しい雰囲気だ。何をさせられるか分らない。
　「オオイ、コウタ君、そっちが済んだら、テントを張るのを手伝って！」
　「ハーイ。」
　神上さんは荷物を降ろすと、おもむろに車に乗り、「じゃーね、後はよろしく」と言い残して車でキャンプ場から出て行ってしまった。
　「神上さんが、いっちゃいました！」
　「アーッ魚を釣りに行ったんだよ。近くにピアがあってね、カツオが入れ食いで釣れるんだ。アメリカ人は魚を余り食べないから、釣り人にとってアメリカは天国だよ。それよりテント、テント。」
　「ハイ、ハイ、テントですね。」
　ヒロ先生と2人でテントを張って、ヒロ先生と僕の荷物を1つのテントに放り込む。そして神上さんと高橋先生の荷物⁉　高橋先生は？　そう言えば高橋先生の姿がない。
　「アノウ、高橋先生も釣りですか？」

「イヤ、その辺で小さな枝でも集めてるんじゃない？　細かい仕事好きだから」

皆慣れているのか、自分の役割を淡々とこなして行く。一種のチームワークだ。

「あの神上さんって何をしている人なんですか？」

「不思議な人でね。表向きは小さな英会話学校の東洋人担当なんだけど、誰かを気に入ると電話1本でTOEFLなしで大学や大学院に入学させちゃうし、長期に渡って行方不明になるし、本当の正体は誰も知らないんだ。まあ殺されるわけでもないし、良い人だし、魚は貰えるし、東大出で、元は大蔵省（現総務省）にいたらしいよ。」

「エーッ東大!?　大蔵省!?　本物のエリートじゃあないですか！」

「そうなんだよ、東大出の大蔵省出身が小さな英会話学校の東洋人担当では変でしょ？」

「ヘン、ヘン、絶対ヘン！」

本当にヒロ先生の回りに集まる人達は変人の集まりだ。でも皆なぜか魅力的である。

夕食は何でも入った怪しい味噌味仕立ての鍋と、神上さんの戦利品カツオのタタキ！　豪勢な食事で、キャンプに来ている回りのアメリカ人が「何食べてるんだ？　この怪しい東洋人達は？　魚を生で食べているゾ、下品な奴らだ！」と怪訝そうな顔をして眺めていた。

鍋は日本の大学時代に焼き鳥屋でバイトをしていたヒロ先生がシェフで、僕が指図を受けながら、野菜を洗ったり切ったり、とり肉をさばいたりして、つまり切り方は滅茶苦茶、味付けも大雑把の、まさし

く男らしい料理であった。カツオのタタキはヒロ先生が見事にさばいた。高橋先生はお皿を並べたり、お箸を出したり、本当にマメである。
　しかし自然の中で食べる食事は一言"ウマイ！"で、料理も男っぽくて、僕は大変気に入ってしまった。
　新鮮なカツオを頬張りながら、鍋を摘みながら、ビールを一気に流し込む。ウームと唸りながら、そして限り無く飲み続ける。
　なんて最高な気分なんだ。こんな時にハーモニカを吹いたり、ギターでも弾くキザな奴はいらない。男は鍋を叩き、地面を踏み、ダミ声を張上げて歌えば良い！　男だー！　ファイアー！　そして酒盛りは永遠と続くのだ……ノダ！

ヒロ先生の治療理論

　夜もふけ、僕らはキャンプファイアーを囲んで静かに語り合う。
「前にヒロ先生は、AKとかSOTとか、色々なテクニックを使う浮気者って言ってたじゃあないですか？それってどういうことですか？」
「アーそんなこと言ったっけ？　ウーン難しいな。どう説明したらいいのかな？それじゃあ、ゆっくり説明しましょうか？」
「ハイお願いします。僕、何となく最近カイロプラクティックに興味があるんです。」
　なぜか皆が微笑む。
「まずは基本から。カイロプラクティックは50％が科学で50％がアートだと言ったよね。これが基本。カイロプラクティックは技術だけ

ではなく、科学も学ぶ必要がある。これは医術を施す人達に共通した最低必要条件。」

「ハイ、それは何となく分ります。僕も医術を知らない人に治療して貰いたいとは思いません。」

「そう、患者さんの体を触って、その場所は何か？ 皮膚の下にはどんな筋肉が含まれ、その筋肉は何と言う神経から指令を受けて動いているのか？ 血管は？ リンパは？ 臓器は？ 最低限知る必要があるよね。それが解剖学や生理学、病理学などと繋がるんだ。だから僕らは、そうした基礎医学を勉強する必要がある。」

「それはそうですね。」

「また医学は急速なスピードで進歩している。だから常にアンテナを立てておく必要もある。」

その話しは前に高橋先生からも聞いた。高橋先生は「僕がカイロプラクティックの大学にいる時にね、オシッコの色が黄色くなる原因は体の中で過剰になったビタミンCが排泄されるからだと教わってね。風邪をひいた時にポーリング博士[*1]の真似をしてビタミンCを大量に飲んだ事があるのよ。黄色になるまで飲んでみたの。でも全然黄色にならないんだよ。後で分かったんだけど、オシッコが黄色になるのはビタミンB_2やビタミンB_{12}なんだ。僕は知らないでビタミンCを1日で10グラムくらい飲んじゃった。まあ水溶性だから死にはしなかった

＊1　ライナス・ポーリング博士：ノーベル化学賞・平和賞を受賞した。1968年に「正分子精神医学」を提唱した。化学、物理学、結晶学、分子生物学、医学の科学者。風邪防止と健康を維持するために、1日に6グラムのビタミンCを摂取すべきと提唱して、自身も90歳を過ぎるまで元気に過ごした。

けど」と大笑いしていた。でも恐い話しだ。

　ヒロ先生は「体のことなんて、まだまだ分かっていないことだらけ、まだ全体の10〜20％程度しか分かってない。でもその10〜20％のことさえも知らないとしたら、もっと恐いよね。」

　「そうですね。一寸ゾッとします。」

　「次はもう一つの50％であるアートだ。僕はカイロプラクティックは触診で始まり、触診で終わると考えてる。もちろん問診（患者さんへの質問）や視診（見て患者さんの変化などを観察する）も大事だ。でもカイロプラクターは触れて始めて一人前だと思う。サブラクセーション、皮膚や筋肉の異常、臓器や器官の異常、熱や冷えや炎症などを触診で検査できなければならない。」

　「それがAKとかSOTなんですか？」

　「イヤイヤ、AKとかSOTは別、それ以前の話し。アートの基礎の話しを説明しているんだ。」

　「そうするとまだテクニック以前の話しなんですね？」

　「ソウソウ、テクニックはおかしい場所を正しく把握して、始めて使えるんだ。どこがおかしいか分らなかったら、どれだけテクニックを知っていても、何の役にも立たない。基礎っていうのはピラミッドの土台と一緒、小さな土台では高いピラミッドは建たないし、弛んだ土台では倒れてしまうでしょ。基板のしっかりとした大地に大きな土台を作れば、とても高いピラミッドが建つし、頑丈で倒れもしない。」

　「基礎かー、何をするにも基礎が大事ってことですね。」

　「もちろん、これはカイロプラクティックに限らず、どんな学問でも仕事でも同じだと思うよ。」

「少々耳が痛い気もする。」

「痛いでしょ！　でも痛く感じる人はまだ救われる。理解できるから痛いんだ。僕も何十回も痛い思いをしてる。痛みから逃げないで向って行く。これが一番の近道であり、解決法でもある。ソノエ先生がいつも言うだろ。やるかやらないか選択は２つしかないって。」

「耳にタコができるほど聞いてます。暗唱できるくらいです。」

皆がソノエ先生を思い出して苦笑いをする。

「では次の基礎だ。触診できるようになったら、次はモーションパルペーションだ（"Motion Palpation"）。つまり動きの触診。つまり静的触診が出来るようになれば、動的触診ができる。これが分かっていない人が意外に多い。レントゲンに頼る人は、ここに問題がある。レントゲン撮らないと治療できないでは、どこにいても治療できるカイロプラクターには成れない。だから僕のオフィスでは極力撮らない。余ほど必要だと判断しない限りは撮らない。でもレントゲンの診断はしっかり勉強している。今ではMRIやCTも読めなければならないから大変だけどね。」

「モーションパルペーションで有名な日本の大御所、知ってる？中川貴雄[*2]先生？」

「よく話題に上るから名前だけは……」

「僕も中川先生がアメリカにいらした時は、よくセミナーに参加さ

[*2] 中川貴雄：元ロサンゼルス・カイロプラクティック大学のテクニック学部準教授。現在は大阪で開業。『脊柱のモーション・パルペーション』『四肢のモーション・パルペーション』『カイロプラクティック・ノート』（いずれも科学新聞社）やビデオ（ジャパンライム）などがある。

第4章　ヒロ先生の治療

せて頂いたよ。中川先生のモーション・パルペーションを練習している人を見てると、結局は触診が出来ない人は、いつまで経ってもモーション・パルペーションが出来ない。つまりテクニックが出来ない人は、モーション・パルペーションが出来ない。ということはモーション・パルペーションが分らない人は触診が出来ていないんだ。」

「逆も真なり！　ですね？」

「そうだね。それが分らない人は、どれだけテクニックを知っていても、結局はダメってことだと思う。」

「そのテクニックがAKだったり、SOTなんですね。」

「まだまだ違う。特にAKはテクニックというより、検査方法というか、これはちょっと置いていて、その前に理解しておいて欲しいことがあるんだよ。順番、順番、何事も順序ってものがあるでしょ？　まずはカイロプラクティックの基本の説明をしておかないと、誤解を招く可能性がある。上辺だけ見てもダメ。美味しいところだけ食べてもダメ。それではアートにはならない。形だけ真似ても基礎は出来ない。」

「奥が深いとヒロ先生が言っていたのは、この辺にありそうですね。」

「オーッ、少し分かって来たね。で、おかしい場所が触診やモーション・パルペーションで分かったら、後はどんなテクニックでも構わない。特にサブラクセーションに限っては、どういう歪み、つまりどういうサブラクセーションかが判明したら、どんなテクニックで治しても構わない。治す方向は一緒だからね。直接法でも、間接法でも、手でアジャストしようが、足でアジャストしようが、頭でアジャストしても構わない。」

「エッ！　頭で治療する方法もあるんですか？」

― 117 ―

「アハハ、イヤ僕は知らない。これは例えで、サブラクセーションの歪み、変位とも言うけど、これが分れば、どんなテクニックを使っても同じってこと。」

「ヒロ先生は手を使った横向きにしたテクニック、うつ伏せや仰向けのテクニック、膝を使ったテクニックも使いますよね。」

「ソウ！ カイロプラクターは一番その人の症状と関連するサブラクセーションを触診やモーション・パルペーションで見つけて、それを元の自然の状態に矯正する。これがカイロプラクティックの基本中の基本！」

「つまりサブラクセーションを探し出し、そこを治して行けばいいんですね！」

「イヤ、もちろん、それだけでは治療にはならない。それでは医術には到達しない。最初の頃のカイロプラクティックはそういう面もあった。サブラクセーションを探し出し、アジャストして、後は自然治癒力（人が備え持つ治す力）に任せなさいという考え（"Leave it alone!"）。今でもその考えだけで治療しているカイロプラクターも多い。でも僕は少し違うと思う。」

「違うって、何がですか？」

「カイロプラクティックは進化し続けている。なぜ特定な部位にサブラクセーションが生じるのか？ また予防するには何ができるか？ サブラクセーション以外の要因はないのか？ サブラクセーション以外の治療はどう行うのか？ など、次から次へと成長している。」

「そんなことまで分るんですか？」

「分かってきた部分も多い。でも実はまだ分らないことも山ほどあ

― 118 ―

る。さっき人体で解明されているのは10〜20%だと言ったよね。分らないことだらけだから面白い。面白いし、苦しくもある。でもその苦しさから抜け出せたときの喜びと比べれば、そんな苦しみは苦しみには入らない！」

「何か哲学みたいになってきましたね。」

「ソオ？　僕は哲学は詳しくないけど、カイロプラクターの中には、カイロプラクティックは哲学である！　と力説している人達も大勢いる。」

「じゃあ、ソ、ソ、ソクラテスかプラトンか？　ってヤツですか？」

なんか話しがややこしくなってきた。まとめてみよう。

ヒロ先生は、ビールの量が増す度に雄弁になって行く。高橋先生は神上さんと別の世間話しをしている。時々パチッ、パチッと薪の音がする。夜空の静けさの下で、僕ら男4人は月に見守られながら、充実した時を過ごす。

ヒロ先生はまず基礎医学の重要性を説いた。そして進化し続ける科学の情報を常に受け入れる柔軟な体勢が必要だと言った。これは医療に携わる人達共通の課題だ。

次にカイロプラクティックのテクニックを行うには、まずは触診力が大切だと力説した。そして静的触診法を身に付けたら、次は動的触診法であるモーション・パルペーションを学べと言う。これで一番重要となる一次性サブラクセーションを見つけ出し、それを矯正する。これがカイロプラクティックの基本中の基本だ。

しかし、それだけで治療とは言えないらしい。まずは、その矯正方

法（テクニック）について聞いてみた。
「その矯正って呼ばれているのがテクニックと呼ばれるヤツですね！」
「ソウ！　テクニックは色々ある。直接法ではディバーシファイド、ガンステッド、ピアーズ、ペティポン、ドロップ・テクニック、トンプソン、メリック、ターグル、HIO、アクティベーター、CBP、まだまだあるだろうけど、僕が今思い出せるだけでこんなにある。」
「どのテクニックが一番優れてるんですか？」
「どのテクニックも素晴らしい。だけど完璧なテクニックは存在しない。それを施す人で異なるし、技量の差もある。誰でも出来る完璧なテクニックであれば、新しいテクニックは出て来ないはずだから。」
「それはそうだけど……」
「大きい人もいれば、小さい人もいる。太った人もいれば、痩せている人もいる。人それぞれ違うから、テクニックもその人にあったテクニックを使えばいいと思う。」
「ヒロ先生のテクニックはオステオパシーが多いって言いましたね。」
「僕はオステオパシーの考え方を多く取り入れている。でも僕が施せばカイロプラクティックだ。僕は多くのテクニックが持つ考え方を取り入れているだけ。それぞれのテクニックのコンセプトを自分の治療法に取り入れてる。テクニックのやり方をそのまま取り入れているのではない。」
「何かよく分らないですけど……」
「ウーン、つまり僕は自分のテクニックは統合的なテクニックだと

思っている。ある意味ではディバーシファイドなんだけど、一般に言われているパーマー系ディバーシファイドとか、ナショナル系ディバーシファイドではなく、形にこだわらないということ。さっきも言ったけど、要は一次性サブラクセーションが検出できれば、あとはガンステッドでもディバーシファイドでも何でもいいと考えてる。それぞれのテクニックの良い所を皆取り入れちゃえ！というのが僕の流儀。」

「でもソノエ先生はディバーシファイドだと言うし、ロッキー先生はSOTでしょ。ヒロ先生は？」

「ウーン困った質問だね。検査方法として一番多く使うのはAKだけど、オステオパシーやガンステッドの考え方も沢山入れてるし、トンプソンの膝を伸ばした状態と曲げた状態での下肢長差を診るときもあるし、SOTのブロックも使うし、緊張した筋肉を緩める目的でアクティベーターも使うし、頭蓋もやるし、四肢も必ず診るし、マッケンジーや経絡も使うしなー。栄養療法は基本的にはジョナサン・ライト博士[*3]の考えだけど、クロレラは別だしな。分らないね、やっぱり僕のは総合浮気者テクニックだ！」

「良いものなら何でもアリアリ！　テクニックですか？」

「スミマセン、そんな感じですかね？」

これからはヒロ先生にテクニックの話しを聞くのはやめようと思う。聞く度に混乱してしまう。きっとヒロ先生に聞いていたら、カイロプラクティックのことが分らなくなる可能性もありそうだ。テクニ

＊3　ジョナサン・ライト博士：アメリカのワシントン州にあるタマホ・クリニック院長。栄養療法医として世界的に有名。『ジョナサン・ライト博士の新・栄養療法』（廣済堂出版）『天然ホルモン補充療法』（ごま書房）などがある。

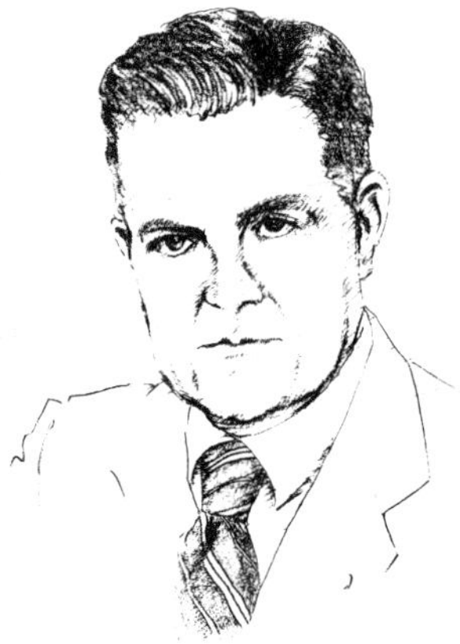

図1　Dr.グットハート

ックについては、ジョン先生やソノエ先生に聞いた方がよさそうだ。SOTはロッキー先生に聞くとして、AKのことだけ聞いてみることにした。

「ではAKについて教えて下さい。」

「ムムッ、そう来ましたか？AKはアプライドキネシオロジーの略（"Applied Kinesiology"）。今でも研究ディレクターとして活躍しているジョージJ. グットハートDC[*4]（図1）が開発した。今でも毎年新しい検査法やテクニックが発表されているので、これがAKだと断言することは出来ない（2008年の5月に89才で他界）。でも基本的には徒手による筋力検査を使って、患者さんの体の異常や変化を探して行くテクニックというか、検査法というか、非常に莫大な量があるので、説明するのが難しい。」

どうもヒロ先生は、説明が難しいテクニックや検査法が好きなようである。

「でも基本があるから、それから説明するね。まずAKは三要素を基本

[*4]　ジョージJ. グットハートDC：1964年に設立した臨床テクニックの開発者。世界中のカイロプラクターがAKを使用している。関連本として『シノプシス』『AKフローチャート マニュアル』（いずれも科学新聞社）『アプライド キネシオロジー入門』（医道の日本社）ビデオ多数（ジャパンライム）などがある。

第 **4** 章　ヒロ先生の治療

にしている。それを正三角形に例えて、一つの辺が精神、化学、構造って考えているんだ。この三つのどれかのバランスが崩れると、正三角形が二等辺三角形や変な形になってしまうだろ。だから三つのバランスを重要視しているんだ。

　そしてその正三角形のバランスを整える検査や治療は、神経系（N）、神経リンパ反射（NL）、神経血管反射（NV）、脳脊髄液（CSF）、経絡（AMC）の５つを基本に行われる。神経系は椎骨（背骨を構成する骨の名称）のサブラクセーション、末梢神経のインピンジメント（妨害などの障害を意味する）、神経伝達物質の障害、たくさんの神経受容器の異常な刺激などの神経系の障害や、栄養療法を指すんだ。神経リンパ反射はオステオパシーのチャップマン・スミスDOが開発したチャップマン反射（"Chapman Reflex"）を応用したもので、リンパ液の流れの低下などを改善するための目的に使われる。神経血管反射はカイロプラクターのテレンス・ベネットDCが開発したベネット反射（Bennett Reflex）をAKに応用したもので、血管系に対する治療に使われる。脳脊髄液は頭蓋の一次性呼吸システムのことで、前に治療を見学に来たときに、少し説明したことがあるよね。AKではこのシステムを非常に重視している。最後の経絡は鍼灸で使うのと同じで、針やお灸は使わないけど、鍼灸と基本的な考え方は同じだ。」（図２）

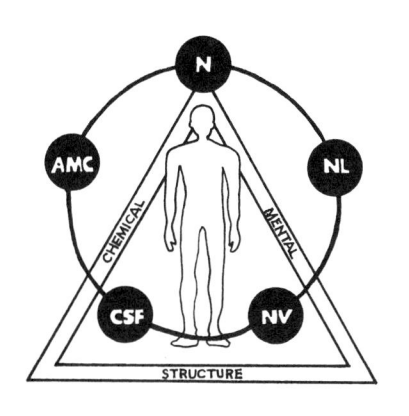

図２　AKのロゴ

そんなに一度に沢山言われても分らない。

「ようするに色々な角度から検査をしたり、治療するって思えばいいんですね。」

「そういうことだね。この時はこれ！　と決め付けずに、あらゆる可能性を考えて行く治療法かな？　検査法なんて数え切れないほどあるから、AKをやっている人は、得意分野をベースにしながら検査や治療をしているね。ある人は栄養学をベースにしているし、神経学をベースにしているドクターも多い。ドクター・グットハートはSOTのカテゴリーをベースにすることが多い。僕は触診やモーション・パルペーションを基本にして検査を進めているしね。」

「幅広いんですね。」

「広いよー、僕と同じく直接法を使う人も多いけど、反射点だけで治療している人や、間接法で治療している人もいる。同じ結果が出ればどちらでも良いのかもね。」

今までにヒロ先生のオフィスで治療を受けたり、見学させてもらったが、この筋力検査は不思議だと思う。例えば、最初は全然抵抗できなくても、どこか身体の一部を指先で触ったまま、もう一度検査をすると力が入る。反対に最初はしっかりと抵抗出来ていたのに、ある場所を触ると、ヘナヘナと力が抜けてしまう（Therapy Localization：セラピー・ローカリゼーションと呼ぶ）。ヒロ先生は、人間の体って面白いよねと言うけど、本当に不思議だ。

筋力検査も色々と使い分けるみたいで、大体70種類くらいかなと言っていた。ほとんどの筋肉は臓器と関連しているそうだ。前に僕が治療を受けた時は胃と大腸に反応を示した。胃は基本的には、物を掴ん

で口に運ぶ動きで使われる筋肉との関連があるらしい。僕のときは大胸筋鎖骨部という名前の筋力が弱くなっていた。大腸は大腿筋膜張筋やハムストリング筋と呼ばれる筋肉が関与しているらしい。

　またクロレラのような栄養分（その人が必要とするビタミンやミネラル）を口に入れると、最初に力が入らなかった筋力がガッツンと強くなる。筋力検査は、患者教育としても適しているし、治療の指標になるから便利だと話していた。確かに治療前に力が入らなかった筋力が、治療後に回復していると、「アー私、治って行けるのね、もう今までの痛みとはサヨナラできるのね。神様ありがとう。私！　また頑張って生きて行きます！」って感じになるもんな。

　キャンプから無事!?　帰って来れた僕は、翌週の土曜日もヒロ先生のお宅にお邪魔した。ヒロ先生は、奥の部屋から1枚のコピー用紙を持ち出し、僕に渡した。

　「これはドクター・グットハートの言葉。僕の大好きな言葉の一つなんだ。」

　その紙には次のように書かれていた。

　"人間は人体構造のイネートインテリジェンス（自然治癒力；Innate Interigence）により、自らを治癒に導く潜在能力を持つ。この天から与えられた潜在能力は、治療家の手、心、精神によって呼び起こされる。これは人類に恩恵を与え、医師、そして患者にもまた恵みを与えることになる。知識と生理的事実に基づいて行いなさい。科学的な推測と確信をもって取り組みなさい。必要とするものを与えなさい。こ

れらすべては、医療従事者である私たちだけが行えることであるから……"

George J. Goodheart, Jr., D.C.
「シノプシス　栗原修DC訳（科学新聞社）より」

　カイロプラクティックに出会って、今回はアプライド キネシオロジーのドクター・グットハートにも出会えた。AKは難しそうだし、まだまだ奥が深そうだが、何か引き寄せられる魅力がある。
　ヒロ先生に会えて本当に良かった。

第5章
僕の学生生活

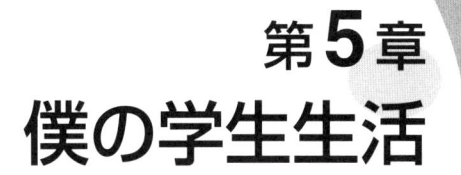

アメリカの学生生活

　僕の朝は7：30から始まる数学のクラスでスタートする。大学に入学すると、留学生は英語と数学のプレースメント・テストを受ける。これで自分が受けられるクラスが決まる。このテストを受ける前に僕は先に入学していた先輩に悪知恵を授かった。英語は精一杯頑張って受ける。ただし数学は足し算、引き算、掛け算、割算、あとは分数の計算程度にして、あとの問題は答えるなというアドバイスだ。すると数学は低いレベルから受けられる。しかも低いレベルのクラスでも、その単位を4年制の大学に持って行ける。

　パサディナ市立大学は2通りの選択肢がある。単なる短大コースであれば、大学が指定した単位とクラスを終了すれば卒業できる。簡単なクラスが沢山あって、このコースを選択している人達は、かなり楽しみながら授業を受けていた。もう1つのコースは4年制の大学に3年生として編入するためのコースで、4年制の大学が指定したクラスの単位しか認めてくれない。つまり4年制の大学と同じレベルのクラスの単位は認めるが、そうでないクラスの単位は認めてくれない。僕はUCLAのジュニア（3年生）を目指しているから、もちろん後者だ。

　しかもUCLAの運動学に編入するにはGPA3.0以上が必要となる。つまり全てのクラスでB以上の成績を残さなければならないのだ。そこで僕は低いレベルの数学のクラスを取って、自分のGPAを上げる作戦に出た。何と最初の数学のクラスは因数分解のクラスで、これは日本の中学生レベル。実は本当に数学なんて全然忘れていて、殆ど本当の

実力でこのクラスって感じだった。

　後に僕は地元に住む日本人夫婦の子供の家庭教師をしていたが、3人兄弟の上の子は中学1年生で日本人学校で、実際に因数分解をやっていた。教えていたのは僕が大学2年生の頃だから、大学1年生の時にやった数学のクラスの復習だからしっかり教えることが出来た。当然ながらその子の成績は上がり、ご両親からいたく感謝されたけど、僕自身は複雑だった。自分が大学1年生でやった内容を、中学1年生に教えるのだ。つまり1年前の自分の数学レベルは中学1年生ということになる。嬉しいやら、悲しいやら、とても複雑な心境だった。

　取り敢えず数学のお陰で、僕は何とか3.0以上のGPAを確保していた。しかし数学のクラスにsin、cos、tanが出て来たときは、「こんなのは高校でやっていない。おそらく数Ⅲレベルに違いない！俺もたいした男だね。アッという間に数Ⅲレベルまで到達してしまった。」とマナブに話していたら、「これは高校1年生の数学でやったよ。僕は文科系だったけど、やったの覚えてるから、数Ⅰだと思うよ。」と教えられた。オイオイ、確かに高校の授業中は寝てばかりいたけど、一応テストは受けたんだから、全く覚えがないってことはないでしょと思い、何人かの日本人の友達に聞いて回った。答はマナブが言う通り、「高校1年生でやった」と口を揃えて答えた。おかしいじゃないか、つまり僕の高校は、さぼって飛ばしちゃったってこと？　ウーン、高校の時のハゲ数学教師！（名前も覚えていないけど）イカンじゃないか、飛ばして教えなかったら、理数系の友達はさぞ大変な目にあったに違いない。などと考えていたが、ある時にフッと蘇る記憶が……そうだ。僕は高校に入学して間もなく、1ヶ月ほど自宅待機していたこ

とがある。そうだ、そのブランクの時にやったに違いない。なーんだと納得してしまった。その自宅待機の原因は、暴力事件を起こして停学処分を受けたからである。自分ではいまだに正当防衛だと信じているが情けない。

　僕は既に人生に汚点を残している。23歳なのに、早くも経歴に傷をつけてしまった。これでは総理大臣になった時に、きっとマスコミが騒ぎ立て、国会では「総理は高校１年生の時に停学処分を受け、sin、cos、tanを知らなかった。こんな総理に私たちの日本を任せていいのだろうかー！」なんて野党が叫び、家の回りをグルリと取り囲んだ新聞記者やテレビ局が「総理、一言、一言コメントを下さい！」そして僕が現われるとフラッシュの嵐、テレビ局のビデオカメラが一斉に回り始める。

　「落ち着いて、落ち着いて、人間だれしも失敗はある！　しかし失敗は成功の元と言うでしょ？　その失敗を二度と繰り返してはいけないと誓って、私は総理まで登り詰めた。君ー、あの時の失敗があったらこそ、今の大石光汰があるんだよ。分らんかね？　プンプン」

　なんて下らない空想をしてしまった。

　今学期は数学のクラスが毎朝、それから無機化学の座学が週に３回と、実験のクラスが２回。心理学のクラスが週に２回、統計学のクラスも週に２回、英語のクラスが週に３回、あとスポーツのクラスとしてテニスをとっていた。これはもちろん、青い眼のガールフレンドを求めてである。スケベ心とテニスだったら簡単だろうと勘ぐったのである。

　まず数学は低いレベルからの同じメンバーが一緒に上がってきたの

第 5 章　僕の学生生活

で、殆ど見新しいメンバーはいない。教授も同じ。教授は説明もうまいし、ジョークもうまい。しかし上のクラスになると、殆ど白人はいない。もちろん黒人もいない。殆どが東洋人だ。彼らの殆どはエンジニア希望で、建築設計士を目指している人達もいる。理科系は少ない。僕が目指す運動学は、上の数学のクラスまで取る必要はないが、数学の授業は英語が少ないし、教授が黒板で説明する数式さえ理解できれば、さほど難しいものではない。

　無機化学はドクター　スミスという白人女性でアシスタント プロフェッサーだから準教授だ。眼の青い美人準教授ではあるが、すでに40歳を過ぎている。歳の差なんて！　と思いたいが、既に結婚もしていて子供も2人いる。優しくて丁寧に教えてくれる。

　心理学の先生は男性で、この人も準教授。後から思ったが、どうも心理学とか精神科の人達は変わっている人が多いと思う。僕のクラスの先生も、自分のことを自分でおかしいと宣言していたし、聞いた噂では、精神科の先生は、治療でカウンセリングをしていると、その内に患者がおかしいのか、自分がおかしいのか判断できなくなってしまうそうだ。確かに、精神的におかしいと決める基準（当時はDSM-IIIという本が基準になっていた"Diagnostic and Statistical Manual of Mental Disorders"の略）は人が決めるわけだから、その人達がおかしかったら基準もおかしくなるわけで、その基準を越えているかを決める人もおかしかったら、基準を越えてないのに越えたと言われる可能性があるわけで、おかしい人がおかしいと決めるのは変で……何か僕まで変になってきた、ヤメ、ヤメ。

　統計学は数学をとっているから、方式さえ分れば簡単である。女性

が８割を超えるクラスで喜んでいたが、問題はなぜか昔の英語のクラスで一緒だった台湾から来たマーガレットという女性が常に僕の横に座り、「ネエー私、数字に弱いの、教えてー」とまとわりついて来る。僕は青い眼をした女性を求めてんの！　あっち行け、シッシッ！　でもいつも横に座る太々しい奴！

　こうなったら、今学期に残された望みはテニスじゃあ！　このクラスはビギニング、つまりビギナーのクラスである。僕は友達と何回もテニスをしていたし、一緒にクラスを採る親友のソンブーンはタイから来た留学生で、家がお金持ちらしく、子供の頃からテニスをやっていて、高校では国のトーナメントでベスト８まで入った経験がある優れものだ。しかも僕と同じく青い眼のガールフレンドを探している。二人はグフッグフッと含み笑いをしながら、大学キャンパスの端にあるテニスコートに出向いた。コートが見える。先生も女性であることは確認済みだ。コートに入ると、30名程いる。男性と女性がほぼ半々だろうか？　白人の女の子も大勢いる。

　２人でうまい所を見せて、
「アラお上手ね、あたしにも教えて下さる？」
「いいでしょう、まずはラケットの持ち方ですが……」
　なんて言いながら後ろから抱きつくようにして手を握る。ムフフフッ、と２人は皆が集まっている場所に近づく。ガチャガチャ、後ろから誰かが入ってくるドアの音。

　振り返ると小太りのオバちゃん。ひょっとして、この人がテニスの先生？
「集合！」

第5章　僕の学生生活

　オバちゃんは大きな声で皆を呼び寄せる。
「出席をとりますね。アダム・オルザック、「ヒアー」（ここにいますとの返事"Here"）、ラリー・アウダ「ヒアー」、クリスティ・ロウベリー「ヒアー」……コウタ・オオイシ「ヒア」……全員いますね。私がこのクラスを担当するリンダ・ハウリーです。女子テニス部の監督をしています。このクラスはビギナー向けですが、多少できる人はドンドン先を練習して貰います。それではボールを持って、誰かとペアーを組んで、どのくらい皆さんがテニスが出来るか見せて下さい。ビギナーのクラスですから出来なくて当たり前、恥ずかしがることはありません。全部で8面ありますから、ホラホラ愚図愚図しない！走って！　走って！」
　オイオイ、どうなってんの？　って感じで、仕方なく僕はソンブーンとペアとなって練習を始めた。
　先生は1人1人確認しながら、皆の力がどの程度かをチェックしている。僕らのコートにも来た。ジッと眺めている。
「そこのアンタ、名前は？」
「ソンブーンです。」
「反対側の坊やは？」
「コウタです。」
　ノートに何か書き込んでいる。暫くしてリンダ先生は、2人の白人男性を連れて僕らのコートに戻って来た。
「ソンブーンとコウタ、こっちに来て。」
「貴方達4人はレベルが違うから、これから別メニューね、ソンブーンはテニス歴はどのくらい？」

「ハア12〜3年くらいですけど……」

「どこで練習してたの？」

「僕はタイから来ました。バンコックで個人レッスンを受けてました。」

「どうりでね、ソンブーンは何歳？」

「20歳です。」

「OK、貴方は大学のテニスチームに入りなさい。」

「ヘッ、チームにですか？　僕はテニスではなくて、勉強をしに留学して来たんですけど……」

「テニスをしながらでも勉強は出来る！　グチャグチャ文句を言わない！さてコウタのテニス歴は？」

「僕はアメリカに来てから遊び程度で、2年くらいです。」

「フーン荒削りだけど、運動神経がいいのね。練習すればうまくなるわよ。このラリーとアダムと4人で練習試合をやっていてね。私は残りの人達に基本を教えてくるから、ハーイ、残りの皆はあちらのコートに集合！」

ちょっと待ってよ。約束が違いません？　誰も約束なんてしていないけど。

向うのコートでリンダ先生は、グリップの握り方、フォアーとバックの打ち方、素振りを説明している。そこには可愛いオネー様方が「コウ？　イヤン、うまく行かない、アッハーン」なんて素振りをしている。

僕とソンブーンは、オネー様方と一緒にテニスをするためにここに来たのだ。こんな連中と練習試合をやりに来たのではない。

しかし相手のアメリカ人も中々うまい。こいつらも同じ目的で、このビギナーコースを選んだに違いない。顔に書いてある。テメー等のお陰でオネー様方と離れ離れにされてしまったではないか！

ソンブーンと僕は怒ったね。ソンブーンは時速180キロのサーブを次々に決め、何故か息も荒々しい。僕も怒ったね。こいつらの為に、青い眼のオネー様との戯れのチャンスが奪われたのだ。もちろん、あいつらも同じことを考えているのだろうけど。僕は勇敢にボールに喰らい付き、横っ跳びでボールに追い付き、ボレーでボールをはね飛ばし、今までの中で最高のゲームを展開していた。

気が付かない内に僕らがプレーするコートに戻ってゲームを見ていたリンダ先生は、

「OK！　ストップ、ソンブーンがいたら勝負にならないわね。ラリーとアダムはマシーンを出して、打ち返す練習、コウタはサーブが下手ね。そこのバケツにボールが入っているからサーブの練習。ソンブーンは3人のコーチをお願いね。」

「アノー、バケツってこれ全部ですか？」

「ソウ！全部打ったら、また集めて打ち直し。まだ30分ぐらいあるから、ドンドン打ちなさい。」

冗談じゃない！　僕はテニスプレーヤーになるためにアメリカにきたんじゃないぞ！　これでは僕らの目的はどうなるの？　楽しく女の子とテニスをするためにこのコースを選んだのに、これでは中学や高校の部活と一緒じゃあないか！　アメリカまで来て何で部活をしなくてはならないの？

それから毎週、僕はサーブの練習を繰り返し、楽しいはずのテニス

とはほど遠い、厳しい練習が続いたのであった。ヤレヤレ。
　毎学期、毎学期がこんな感じで、青い眼のガールフレンドは空振り状態。

第6章
ソノエ先生の治療

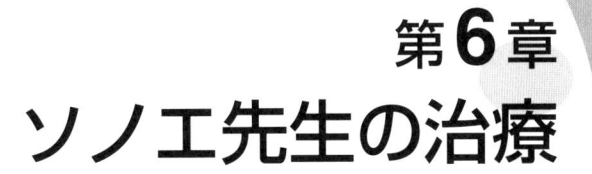

ソノエ先生の正体

　ソノエ先生は殆ど寝ずに働きながら普通の大学に通ったと聞いていたので、僕はソノエ先生は貧乏な苦学生だとズーッと思っていた。尊敬もしていた。しかし、ある時に全く違うということを知った。それはある日曜日の昼間、僕はヒロ先生に頼まれて、ソノエ先生の家まで机を運ぶ手伝いに行った時だ。ソノエ先生はサンタモニカの自分のオフィスから直ぐの所に住んでいた。着いたら驚いた。独身だからマンション（アメリカではコンドミニアムと呼ぶ）暮らしかと想像していたら、何と立派なデュープレックス。２階立ての長家のような住いで、真ん中には大きなプールがある。
　部屋に入ると何と、１階は８畳間くらいのキッチンと床に大理石が敷き詰められた30畳くらいのリビングルーム、裏にプライベートの庭まである。リビングにはソファーセットと、大きなダイニングテーブルと椅子。２階に机を運ぶとベットルームが両側に２つ。どちらの部屋にもバスルームとトイレが付いている。ソノエ先生が使っているメインルームは15畳くらいの広さに３畳くらいのウォークインクローゼットがあって、寝室にはベットと馬鹿でかいテレビが置いてあって、シャワールームとお風呂場は別々だった。もう一つの部屋は10畳くらいで、ゲストルームになっている。ちゃんとゲスト用のツインベットが置いてある。下手をしたらヒロ先生のお宅よりも立派かも知れない！
　「ナンデ、ナンデ？　アパートや賃貸マンションじゃあないの？

お金が無くて苦学生していたのではないの？」

とヒロ先生に縋るように聞いてみた。

「誰が？　ソノエちゃんが貧乏？　とんでもない。大金持ちさ。」

「だってお金が無くて、働きながら大学に行っていたって……」

詳しく聞いてみると、ソノエ先生は貧乏学生ではなく、両親がアメリカ行きを反対していたらしい。しかしソノエ先生は諦めず、自分が溜めていたお金だけを持って単身でアメリカの大学に来たそうだ。ソノエ先生が普通の大学を自分の力だけで卒業したので、両親も折れて全面協力してくれるようになった。

そしてソノエ先生のお父さんは元プロレスラーで、あの日本のプロレスの創始者的ヒーローである力道山と一緒にプロレスをしていたそうだ。お母さんは元女優。引退後は北海道で牧場を経営し、サラブレッドを育てている大金持ちらしい。そのお父さんがアメリカに遊びに来た時に、ヒロ先生御一家も招待され、ビバリーヒルズにある高級レストランでお会いしたときは、大きくてがっしりとしたお父さんは直径1センチ四方もあるダイヤモンドを指にはめ、テーブルに立つ程の100ドル札が入った財布を持っていたそうだ。

実はソノエ先生のお父さんは力道山と同じく日本育ちの韓国人で、ソノエ先生はハーフとなる。僕はヒェーッ！、と飛び上がるほどに驚いた。ロスにいる人達は凄い人だらけ。マトモ（!?）な日本人は僕だけかも知れない、イヤ、ひょっとしたらマトモな人はロスに住めないのかも知れない！　ソノエ先生の気風の良さは、お父さん譲りだ。道理で男みたいに育ったわけだと変に納得してしまった。美人なのはお母さん譲りだ。

ソノエ先生とのデート

　またいつものように土曜の夜のヒロ先生宅での会話。ソノエ先生が
「ネエ、今ロスアンゼルス美術館で武蔵の絵が展示されてるって知ってる？」
「ソウソウ、早速、今日のお昼に行って来ました、凄かったよ。」
とヒロ先生。
「何だ、行っちゃったの？　冷たいやんか？　高橋先生は？」
「僕も明日奥さんと一緒に行きますよ。ご一緒します？」
「明日はダメなのよ。モーッ！、コウタ、アンタは？」
「僕はまだですけど、武蔵って、あの宮本武蔵ですか？」
「そうよ。来週の土曜日、一緒にいかない？」
「僕は何の予定もないから、いいですけど……」
「ホナッ、決まり！　金曜日にオフィスに電話して。」
「ハイ！」
ということで何と僕は、ソノエ先生とデート?!することになった。金曜日に連絡して、土曜日の昼に現地で待ち合わせということになった。派手な格好してこないでネ、と祈りつつ、土曜日の昼、僕はロスアンゼルス美術館に直行！
「コウター！ここよ！」
　イヤな予感が見事に的中！　胸もとがガバッと開いた真っ白なシャツに、首にはジャラジャラとした首飾り、真黄色のジーンズに真っ赤なヒール。何を考えてるんだ？　こんな人と一緒に歩いていたら、僕

は何様だと思われるだろう？　兄弟？　カップル？　今の若い人は男女のペアをカップルとは呼ばないそうだが、まさか親子には見えないよな等と考えながら、ソノエ先生に手を振って答えた。
「遅い、遅い、10分の遅刻よ。早くせんかい！」
　この先生は関西出身でもないのに、何故か時々関西弁が出て来る。前に聞いたら、以前一緒に暮らしていたルームメートがチャキチャキの大阪の河内出身で、言い争いになると、東京弁だとどうしても不利なので、対抗するするために自分も普段でも関西弁で喋るようになったらしい。
　しかし宮本武蔵の絵は凄かった。絵の中央に竹が1本スーッと伸び、枝に恐ろしく鋭い目をした鳥がとまっているだけのシンプルな絵であったが、ゾクゾクッ、と全身に鳥肌が立った。竹の線が何迷うことなく、スパッと描かれている。まさしく何一つの迷いもないスーッと伸びた素晴らしい線なのだ。ウームと唸ってしまった。僕とソノエ先生は足が動かず、10分近くも宮本武蔵の絵を眺め続け、最後にフウ、フウ、ゼイ、ゼイと息をしながら、
「参りました！」
と一言残して立ち退いた。
　それから2人は何一つ言葉が出ず、呆然としたまま美術館を後にした。素晴らしい絵を見ると、「素晴らしい！」とか「見事だ！」と感動するが、宮本武蔵の絵は芸術の枠を通り抜け、なぜか「マイッタ！」と勝負の世界であった。
　参ったついでに、僕はこの時まで宮本武蔵は架空の存在で、実在していたとは知らなかった本当の話。ご参考までに。

「コウタ！アンタ昼飯食った？」
「まだですけど、ソノエ先生は？」
「まだまだ、私は朝起きて直ぐに飛び出して来たから朝食も食べてない。段々気持ちが落ち着いて来たら、腹が減ってる自分に気付いたわ。」
　こういう極端な女性を手玉に取る男性はこの世に存在するのだろうか？　振り回されるだけ振り回され、ジャー、バイバイッて感じなんだろうな。
「何か食べましょうか？」
「私の車をおいて、コウタ、アンタの車でいきましょ。カルマンギアにも乗ってみたいし。」
「どうぞ、どうぞ、お乗り下さい。」
　隣に憧れ？のソノエ先生を乗せて、僕は近くのタイ料理のレストランに乗り付けた。もちろんソノエ先生のオゴリ。学生の身分では入れないような高級レストランだ。
　窓際の洒落た二人用のテーブルに連れて行かれ、ホスト（日本のホストクラブのホストではなく、客をテーブルまで案内してくれる人。もちろん女性であればホステスと呼ぶ。）がソノエ先生の椅子を引き、ソノエ先生が座ろうとすると、実にタイミングよく椅子を押してくれる。
「サンキュウ。」
とソノエ先生。僕は自分で勝手に座った。ソノエ先生はこの店によく来るみたいで、通り過ぎるボーイやウエイトレスがソノエ先生に声をかける。

第 **6** 章　ソノエ先生の治療

「適当に頼んでいい？　美味しいのは分かってるから、何でも食べれるよね？　辛くても平気？」
「ハイ、大丈夫だと思います。」
「ジャー、すみません！　オーダーお願い！　あのね、これと、これ、あとこれに、ワインはこの赤を。よろしく！」
　ソノエ先生は僕以上に短気である。ズーッと待つということが出来ないタイプだ。来ないなら、こちらから行ってやるぞってタイプ。江戸っ子気質だ。後で聞いたらソノエ先生は本当にチャキチャキの江戸っ子だった。でも小学校からは北海道。
　チャキチャキの江戸っ子が、関西弁を話す。何でもありのロスアンゼルス、いいんじゃあないの？

ディバーシファイド

　食事をしながら、僕はソノエ先生にディバーシファイドと呼ばれるテクニックについて聞いてみた。
　ディバーシファイドは日本語に直訳すると"変化に富んだ、多彩、多様、多角的な"という意味だそうだ。
　ソノエ先生は、おそらく現在10校以上あるアメリカのカイロプラクティック大学で、全く同じディバーシファイドテクニックを教えている大学は皆無だと思うと言う。
　ソノエ先生が学生のときの先生はR.J.ワトキンスという先生で、化け物のような人だったらしい（日本ではワトキンスのテクニックはバ

— 143 —

リット テクニックと呼ばれているらしい）。

　ワトキンス先生は色々な大学で教えていた有名な先生で、今までに見てきたアメリカ人の中では一番のテクニシャンなのだそうだ。触診のスキルがすご過ぎる。学生の練習方法として、まず自分の髪の毛を１本抜き、電話帳を１ページ開く。そこに髪の毛を置いてページをかぶせ、指先で上からなぞって髪の毛がどこにあるかを探す。そして２ページ、３ページと増やして行きながら触診力を練習する。

　ソノエ先生は最後は50ページくらいまで分るようになったそうだ。凄いなと感心していたら、そのワトキンス先生はナント200ページでも指先で探し当てるそうだ！

　後でアパートに帰ってから試してみると、５ページくらいまで分るようになったけど、後は分らずに終了。しかもアメリカ人の髪の毛は、東洋人より細いそうで、その細い毛で200ページなんだから唖然としてしまう。やはり触診なんだと痛感した。

　ヒロ先生も、ワトキンス先生に教わっているから、きっとあの横向きや、うつ伏せでのテクニックはディバーシファイドのテクニックに違いない。ソノエ先生によると、ワトキンスは色々なテクニックを紹介して、自分に合った、または自分が使い易いテクニックを選びなさいと教えていたらしい。

　そしておそらく、ディバーシファイドは昔アメリカにいたボーンセッターと呼ばれていた骨接ぎの人達のテクニックや、またはオステオパシーから持って来て、色々と模索しながら改善改造したのだとソノエ先生は考えているらしい。つまり、ディバーシファイドは関節の歪みをアジャストするためのテクニックで、別に細かい哲学はない。

第6章　ソノエ先生の治療

自由勝手なのがディバーシファイドだろうとソノエ先生は言った。

「1次性サブラクセーションを探し出して、正しい方向にアジャストする。それだけ。私は間接法は面倒臭いから、低周波や超音波を使ってる。私のオフィスはドクターが私一人だから、一度に沢山の人を治療できないでしょ。待ってもらっている間に理学療法をして、終わったらディバーシファイドで治療というのが私の治療の流れ。時には受け付けの人が、代わりに超音波やホットパックを乗せてくれたり、捻挫や打撲の患者さんは、待ち合い室でアイスパックしてもらうけどね。」

「先生はAKとかSOTとかはやらないんですか？」

「SOTは学校でベーシックまで習うからブロックは使うわよ。AKは面倒過ぎて、私の性格には合わない。覚えてるヒマないわ。と言ってホメオパシーにはハマったけどね。」

「ホメオパシーのことは後でお聞きしたいんですけど、まずはディバーシファイド！　結局、誰が始めたとか、AKのように正三角形だとか5つの因子なんていうのはないんですか？」

「ナイナイ！　要は特別な名前が付いていないアジャストするテクニックを総合してディバーシファイドと呼ぶんだと私は勝手に考えてる。だって昔の本を見るとさ、ターグル（首の上の部分だけをアジャストするテクニック）みたいなテクニックもディバーシファイドの本に載ってたし、ドロップ・テクニック（治療台の一部分がアジャストするとドロップする）も載ってたし、単純にアジャストするテクニックをカイロプラクティックではディバーシファイドと呼んでるんだと私は思う（図1）。だからまずはアジャストできるようになれば、ディ

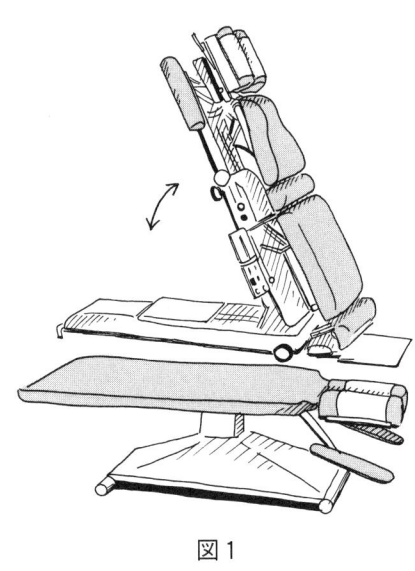

図1
最近のカイロプラクティック
テーブル（治療台）

バーシファイドです！でいいと思うけどね。」

「つまり関節をアジャストするテクニック全てがディバーシファイド？」

「ソウソウ、別に特別な名前を付けたい人は付ければいいだけで、ヒロ先生は別だけど、AKやってる人に名刺をもらったら、名刺にアプライド・キネシオロジストって書いてあるわけ、笑っちゃったわよ私、いいじゃんカイロプラクターで！　自分達は特別で、他のカイロプラクターとは違うよって思いたい人は、勝手にそうすればいい。そしたらついでにカイロプラクターの名前も消しなさいよって思っちゃう。」

「やはりソノエ先生みたいに西海岸出身の人達は皆フランクなんですかね？」

「そうね、私のクラスなんて、哲学のテストの前に、ネエネエDDが最初だっけ？　BJだっけ？　なんてやってたもん（創始者であるパーマーの親子の話し）。私たちはカイロプラクターでいいの！　代替医療のカイロプラクティックでいいの！」

分りやすいと言えば、分りやすい。要はアジャストするのがディバ

ーシファイドって考えればいいらしい。

ヒロ先生も以前、

「全く同じテクニックなんて有り得ない！ 手の大きさだって各々違う。背の高さも体重も、同じ人間っていないだろ？ だから同じテクニックなんて有り得ない。僕がやれば大柳テクニック。もしコウタ君がアジャストできたら大石テクニック。皆、それぞれ個々各々のテクニックだ。でもそれだと収拾がつかないから、まとめてディバーシファイドにしましょ！ でお終いでいいの！」

なるほど。関節をアジャストするテクニックをまとめてディバーシファイドと考えれば良さそうだ。そう言われれば、ディバーシファイドのテクニックのための検査法なんて聞いたことない。つまりカイロプラクターがサブラクセーションをアジャストする。それは何と言うテクニックか？ と聞かれたら、ディバーシファイドって答えればいいんだ。

ホメオパシー

さて次はホメオパシーだ。以前、大学の友達と話しをしている時、ホメオパシーの治療を受けている友人がいて、薬が入った小さなビンを見せてもらったことがある。

スポイトが装着されたビンには何だか難解な言葉が書かれてあった。その友人は、ホメオパシーを簡単に言うと、"西洋の漢方薬"だと言った。漢方薬のように"毒を毒で制す"目的で作られた薬だと教

えてくれた。僕は漢方薬もあまり理解していないから、毒を毒で制すると言われてもピンとこない。

ソノエ先生によるとホメオパシーはドイツ人のサムエル・クリスチャン・ハーネマンが、「医学原論」が出版された1810年に設立したそうだ。

ホメオパシーは"その病気に似たもの"を意味するギリシャ語に由来する。このハーネマンは元々医師（アロパシー）で、自分の治療法（当時の主な治療法は瀉血で、ランセットで静脈を切って、出血させるという方法）に疑問を持ち、研究を続け"類は類を治す"という考え方に行き着いた。

つまり健常者に特定の症状を引き起こす物質は、それと似た症状を持つ患者を治す効力があるという考え方だ。そして彼は第二の法則となる"無限小の法則"を見つけ出す。

正しく希釈すれば投与量が少なくなる程に、病気に抵抗する体の生命力が効果的に引き出されるというものだ。そして希釈された第一段階の薬は「1×希釈」と呼ばれ、その希釈した液をさらに10分の1に希釈したものを「2×希釈」として、なんと数万倍まで希釈した液もあるという。

ホメオパシーがアメリカに伝わったのは1828年で、当初は「ハーネマン医科大学」が創設されたりして次第にアメリカ本土に広く伝わったが、同時にアメリカ医師会（AMA）の執拗な妨害を受けている。希釈液で治されては、彼らの仕事に影響する。ここでも政治的な働きがかなりあったらしい。アロパシーの医師達は、確実に自分達の地位を築き上げ、アメリカのホメオパシー医師はほぼ壊滅したらしい。

第6章 ソノエ先生の治療

　ソノエ先生によれば、1970年代辺りから断ち切れそうになっていたホメオパシーが再び復活し始め、1990年代には、カイロプラクティックがホメオパシーを受け入れ、卒後教育を開始したらしい。また西ヨーロッパ諸国でも追い出されていたホメオパシーだが、インドで生き延び、今ではイギリス、フランス、ギリシャ、東ヨーロッパの数カ国で行われている。

　アメリカでは多くのカイロプラクターがホメオパシーを取り入れているそうだ。アメリカ全土で認められているかは不明だけど、多くの州は再びホメオパシーを公認している。アメリカの医学会では、僕が予想していたより、本当に多くの政治的な介入が行われていた。現在の医療からは想像もつかないような惨事がほんのチョット前まで行われていた事実を知ると、ゾッとするものがある。この時代に生まれて来てよかったとつくづく両親に感謝してしまった。

　ソノエ先生によると、ホメオパシーには現代科学では証明されないことが沢山含まれているそうだ。これはカイロプラクティックも同じ。サブラクセーションをアジャストすると、どのようなメカニズムで色々な効果が出るのかは、科学的に全ては証明されていない。でもそれは、今のレベルでの科学では証明できないだけであって、将来的には証明されて行くと皆が口を揃えて言っていた。

　苦しんでいる人達が、カイロプラクティックの治療で、またはホメオパシーで、薬害や副作用もなく治って行くのであれば、それでいいと思う。

　今一般的に売られたり処方されている"薬"は、基本的に分子構造を変えてあるそうで、この世の中に存在しないものらしい。

つまり僕らの体の中に、自然界に存在しない物質が侵入することになる。体はそれにどのように反応して良いのか分らない。当然ながら現われるのは"副作用"だ。今使われている薬で副作用が全くない薬は存在しない。反してカイロプラクティックやホメオパシーは自然に近い状態で治療が行われる。つまり副作用はほとんどない。あなたはどちらを選びますかって聞かれたら、当然、僕は後者を選ぶ。

　1993年以来、アメリカでは病院に行く人よりも代替医療を受けに行く人が増えている。薬漬けにされ、専門医の間をタライ回しにされ、危険な手術を受けさせられ、挙げ句の果てに放射線を放射する医療に僕もお世話になろうとは思わない。驚いたことに、世界で最も多く薬が処方されているのは、もちろんアメリカであるが、第2位はなんと日本だという！　総人口がアメリカの1/2以下でしかない日本で、人口が1億2千万人を切った日本で、14〜15億人もいると言われている中国よりも薬を飲み、10億人とも言われるインドよりも医療費（30兆円）を使っている。

　日本は過去数年で700万人を超える人達が定年退職した。2007年問題として重要視された。製薬会社が、この人達を見逃すはずはない。血圧の最大収縮期を130mmHgに引き下げて、高齢者をみんな高血圧症にしようとしているし、総コレステロール値は上限を220mgにしてしまった。ヨーロッパでは280mg以上で、血圧が160mmHgにならないとコレステロール低下剤は処方されない。

　製薬会社ばかりを批判する気持ちは毛頭ないけど、特に戦後の日本は医者の言いなりになっているような気がする。前にヒロ先生が話していたけど、先生の治療を受けに来たリウマチ患者は、インフォーム

第6章　ソノエ先生の治療

ド・コンセントという名目で、リウマチ科の先生に「ステロイド飲まなかったら痛くなるのは貴方ですよ、痛くてもいいのなら飲まなくてもいいですよ」と言われたらしい。これはまるで脅しだ。

　さてホメオパシーに戻る。希釈した液は希釈するほど効果が上がる。つまり10倍に薄めた液よりも1000倍に薄めた液の方が効果が上がるらしい。ある希釈液は、最初に入れた液の成分分子が残らなくなるまで希釈する。これでは現代科学では証明がつかないはずだ。プラシーボ（偽薬）反応による治癒だと提唱しているアロパシー医もいるらしいが、これは一般に使われている薬も同じことなので、一方的にホメオパシーだけプラシーボ反応だというのはおかしい。今の段階では理解できない、または解明できない事実があるのだと思う。

　ホメオパシーは１時間以上もかかる「インテイク（受け入れ）」と呼ばれる問診から始まる。聞くところによると、この質問攻めはヒロ先生オフィスの質問攻めも比にならないそうで、暑がりか寒がりか？寝る時の体勢は仰向け、横向き、どちら側が上か、うつ伏せか？　肉は脂身を好むか、それとも赤身か？　など永遠と続くらしい。時間が余りにもかかるので、ソノエ先生のオフィスでは、１日に１名しかホメオパシーの検査はしないらしい。この調子でやっていたら、１日に２〜３人の患者しか診れないと言っていた。

　続いて行われるのは「ブルーヴィング（試薬表）」と呼ばれる検査で、その患者の根本的原因を打ち消すために、その患者と同じ症状を作り出す物質を探して行く。これはデータとして残されており、今ではコンピューターで検索できるらしい。こうして膨大なデータから患者の症状と同じ症状を引き起こす成分を探して行く。そして突き止め

た物質を、患者に適応するまで希釈する。

　アロパシー医はホメオパシーが提唱する"無限小の法則"を批判するけど、狭心症に用いられるニトログリセリンを発見したのはアメリカン・ホメオパシーの父と言われるコンスタンイン・ヘイリング博士だし、リウマチで使う金の治療を始めたのもホメオパシーだそうだ。

　ソノエ先生によると、今までカイロプラクティックが適応する疾患は、腰痛を始めとする痛みを伴う疾患が多かったけど、ホメオパシーを始めてからは、吹き出物とか下痢、便秘、生理不順、不妊など随分と幅が広がったそうだ。"毒を毒で制する"という意味がなんとなく理解できたような気がした。

　でもカイロプラクターは関節を矯正するだけでなく、ヒロ先生のように栄養療法を用いたり、食事指導もしてくれる。僕の友人の父親はエクササイズも指導された。ソノエ先生は、色々な理学療法を取り入れているし、ホメオパシーまで導入している。

　ヒロ先生がマナブに使った第一次呼吸システムに対する検査法は、頭蓋仙骨治療と呼ばれる治療法で、元々はオステオパシーの医師であるJ.E.アプレジャーという人が広めたテクニックで、アメリカ中のカイロプラクター、歯医者、理学療法士、作業療法士、鍼灸師、マッサージ師など多くの人達に用いられているそうだ（ヒロ先生は、検査法として頭蓋仙骨治療を用いるが、実際の治療はアジャストをメインとしている。頭蓋仙骨治療をメインに行う人達はアジャストしないで異常な部分が正常に動くように誘導する）。

　色々あって覚えるのが大変だが、共通しているのは、病院で出しているような薬は使わないということ。使うのは生薬やサプリメントだ。

生薬は自然から採取したもので、僕のクロレラはこのグループに属するのだろう。おそらく漢方薬も生ではないけど、自然のものだ。そう考えると、もう一つ共通しているのは"自然"ということだ。自然の力を利用して、誰もが備え持つ自然治癒力を高めて行く。それが普通だよなと思う。

　今少しずつではあるけど、昔の食事が見直されている。精製された米、白砂糖、小麦粉などを昔の精製しない状態に戻している。肉食を魚に戻す傾向も見られている。全体が以前の"自然"に戻ろうとしているのだ。僕らの生活環境の急激な進歩は、進歩し過ぎて何か大切なものを忘れて来たのかも知れない。

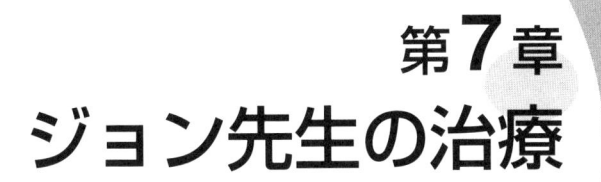

第7章
ジョン先生の治療

不思議なジョン先生

　またまた土曜日の夜、ヒロ先生のお宅には久しぶりにジョン先生が来ていた。前に紹介したが、ジョン先生は実に波乱万丈の人生を送っている。ジョン先生は何処だか分らないけど、日本生まれで、小学校途中まで日本で過ごしている。両親は韓国人で、余り大きくない町で肉屋を開いていたそうだ。もう30年近く昔なので、住んでいた土地の名は覚えていないらしい。
　「小さくはないよ。でも東京みたいな大きな町じゃない。大坂かも知れないし、北海道かも知れない。」
　「寒かった？」
　「寒くはなかった。夏は暑いよー。ランニングシャツで遊びましたね。家が貧乏だから、冬でもランニングシャツだけだったけど寒かったよー。」
　「じゃあ北海道ではないね。」
　「ソウ？　北海道は寒くない？」
　「逆！　北海道の冬にランニングシャツ1枚でいたら、寒くて死んじゃう！」
　「それは大変、まだ死にたくないね。」
　と話しの内容が本当に分かっているのか、分かってないのかが分らないのだ。
　その後、ブラジルに移住したジョン先生一家は、コーヒー畑で働いた（らしい）。

第7章 ジョン先生の治療

「大変だったよー暑いし、毎日働きましたね。だから僕はコーヒー嫌い。自分が育てたからね、ブラジル人はコーヒー飲まないよ、飲むと売れないからね。だからブラジル人はコーヒー嫌い（？）。作るのと売るだけね。」

と訳の分からない日本語を話す。どこまで本当の話しなのか分からない。

アメリカには22歳の時に来た。ブラジルでは学校での成績が良く（本当？）、普通の大学を優等（？）で卒業し、アメリカに来て１年英会話学校で英語を勉強してから、カイロプラクティックの大学に入った。何故カイロプラクティックの大学を選んだのかも不明。

「英語はポルトガル語と似ているから簡単よ。今僕は40歳になったけど、若い時はとってもハンサムね。28歳の時に白人のアメリカ人と結婚してね。もう奥さんが僕のことベタ惚れよ。毎晩セックス、セックスで疲れたから、５年で離婚したよ。もう白人とは結婚しない。白人女性はセックスしか考えていない。」

なんて言いながら、ジョン先生は雅子さんやソノエ先生がいないと、いつも下ネタばかりだ。どう考えてもジョン先生は女性のことばかり考えている人だとしか思えない。しかもどうもジョン先生はソノエ先生目当てに来ている感じがする。いつも何時の間にかソノエ先生の隣に座る。雅子さんやソノエ先生がいると、態度が180度急変する。急に凛々しい男性のふりをする。こんなに性格が急変する人も珍しい。

ジョン先生が、
「あのね、赤坂さん知ってる？」
「今クリーブランド カイロプラクティック大学LA校の７学期生？」
「ソウソウ、あの赤坂さん、知ってる？ あの人ね、昔はヤクザよ。」

「ヘッ！」

全員息を飲んだ。

僕も1～2回ヒロ先生のお宅で赤坂さんにお会いしている。赤坂さんの外見はとっても真面目で、どう見てもヤクザには思えなかった。普通の黒縁のメガネをかけ、服装だって普通の格好をしている。話し方も物静かだし、アルコールも殆ど飲まない。しかもどこかの教会に住まわせてもらっていると聞いた。確かクリスチャンで、洗礼も受けているとも聞いた。

その赤坂さんがヤクザ!?　皆は顔を見合わせた。今までの態度はいったい、猫を被っていたのに違いない。

やばい、僕はタメ口で話してしまった。今度会ったら、ドスで刺されるかも知れない。でもあの温厚な赤坂さんが、ヤクザだったんだ。教会なんてウソで、日本でまずいことをやって、もしかして殺人？、それで身を隠すためにアメリカにいるのかも知れない。

そう言えば、この前友達とゴルフに行った時（本当にちゃんと勉強してんのかい!?）、偶然に日本人と一緒にラウンドしたんだけど、眼の鋭いアメリカ人と一緒にいたその日本人は、日本にいるとちょっとヤバイのでアメリカで半年ほど身を潜めていると言っていた。1000万のお金を持って来たと威張っていた。赤坂さんも何かヤバイ事件を日本で起こしてしまい、真面目なふりをしてカイロプラクティック大学の学生に成り済ましているのだろう。

インテリヤクザと呼ばれる人達がいると聞いたことがある。赤坂さんは、頭も良くてカイロプラクティックの大学に入学出来たに違いない。ヒロ先生が

第7章　ジョン先生の治療

「本当にヤクザなの？」
と聞くとジョン先生は、
「本当よー本人から聞いたもの。」
「どこの組か言っていた？」
「組は言わなかったけど、どこかの病院って言ってたよ。」
「病院!?」
全員が驚いた。ヤクザが病院にいた？　入院していたのか？　それとも医者に化けていたのか？　医者？　医師？　エッ、ヤクザ医師？
「ちょっとジョン先生！　ヤクザじゃなくて、薬剤師の間違いじゃないの？」
「それどんな仕事？」
「処方された薬、医者が指定した薬を調合して出す人だよ。」
「ソレ、ソレよ、赤坂さん、薬剤師よ。」
ふざけんナ！　ヤクザと薬剤師と間違えてどうすんの！もうジョン先生の話しは支離滅裂で信用できない。
僕はある時ジョン先生に韓国語は別として、一番得意な語学はどれか聞いてみたことがある。
「もちろん日本語！　完璧に話せるからね。」
オイオイ、あんたの日本語は滅茶苦茶だぞと言いたかったが、後で考えてみると、本当に日本語が一番得意だとしたら、ジョン先生の英語やポルトガル語（ブラジル人はポルトガル語）はどうなるの？　よくカイロプラクターに成れたなと感心してしまった。
そんなジョン先生だが、ヒロ先生に言わせるとジョン先生のガンステッド・テクニックは一見に値すると言う。本当かなーと思いつつ、

ある時、ジョン先生に得意なガンステッドテクニックについて聞いてみた。

ガンステッド

（ジョン先生の言葉通り説明していたらメチャメチャになるので、僕なりに要約します。）クレアランスS.ガンステッドは20世紀を代表するカイロプラクターで、1923年にパーマー大学を卒業。1939年に最初のクリニックを開き、瞬く間に患者がドシッドシッて感じで押し寄せ、クリニックを次々に新設。ウイスコンシン州の小さな村に世界中から患者が集結した。小さな村にはモーテルが建ち、ついには専用の飛行場も出来てしまったという（図1）。

最終的に今のガンステッド・クリニックが1964年に完成している。これは世界一のクリニックとして君臨しており、今でも世界中のカイロプラクターが集まり、セミナーなどが開かれている。ドクター・ガンステッドは1978年に亡くなるまで朝早くから夜遅くまで毎日200人近くの患者を治療していた。何と生涯を通じて100万人の治療をしたそうだ。今ではアレ

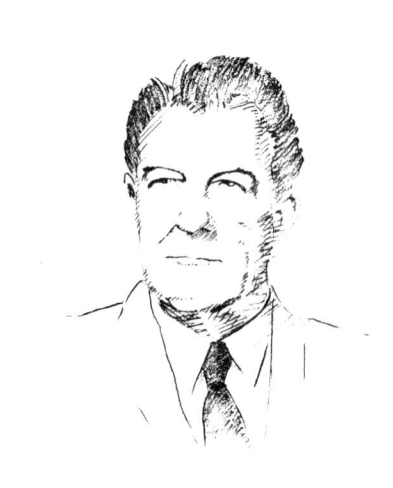

図1　Dr.ガンステッド

ックス・コックスDCが受け継いでいる。ドクター・ガンステッドは生涯独身だったそうで、頭の中には女性のことだけしか入っていないジョン先生と、一体どこに共通点があるのか、僕は不思議で仕方ない。

　ガンステッドは独自のガンステッドX線線引き平行定規と呼ばれるもので、X線写真に線を引きながらサブラクセーションを検出して行く。ジョン先生によれば、ガンステッドでは何度もX線写真を撮影する必要はない。一度撮影すれば、後はどうしても確認したい時だけ撮影する。

　ガンステッド独自のMP（モーション・パルペーション）もあるから、最初に撮影したX線写真を参考にしながら、後はモーション・パルペーションと触診で確認しながらアジャストを施す。

　特に触診を重視し（また触診だ！）、シャツの上からや、タオルの上から触診することは許されない。アッハハーン、出て来ましたよ。ジョン先生、肌と肌ね。これでしょ！　ここが共通点！

　ヒロ先生は洋服を着替えさせることはしない。もちろんシワになりそうな服を着ている場合は、オフィスに置いてあるジャージやTシャツに着替えてもらうけど、決して手足と首以外は肌と肌の触診はしていない。ガンステッドは背中の部分が開く特性のガウンを着せ、うつ伏せで寝ている時にマジックテープでとめられているガウンを開いて触診する。

　「僕は患者さんに変なことしたことないよ。絶対ない！　そんなことしたら警察に逮捕される。本当の肌と肌の接触は、治療が終わって僕のお家に一緒に帰ってからね、ウフフ……」

　と無気味な笑顔で何かを想像しながら話していた。またガンステッ

ドは、ナーブスコープなどと呼ばれる皮膚温を計測する器具を使い、背骨の左右の些少な温度差を計測して、サブラクセーションの有無を判断して行く。

　確かに何かが起こると直ぐに提訴され、何でもかんでも裁判になるアメリカでは、少しでも患者さんが嫌な思いをすると訴えられる。この間、友人から聞いた話しでは、友人の親戚がやっている花屋の前に蒔いた水に、老人が足を滑らせて怪我をしたといって訴えられたらしい。恐ろしい国だ。うっかり変なことをしたら訴えられてしまう。気をつけよう、甘い言葉と濡れた道。

　ガンステッドのテクニックは、変わった型の治療台で行われる。骨盤と腰（腰椎）への治療はペルビックベンチと呼ばれる治療台で行われる。ペルビックとは医学用語で骨盤の意。このテーブルは普通のベンチに薄いクッションがついているのを想像してもらいたい（図2）。

　次にニーチェスト、ニーは膝で、チェストは胸、これは腰や背中（胸椎）の矯正に使われる治療台で、半座のうつ伏せで行うクイックマッサージの治療台に似ている。鼻が当たる部分に穴が開いたクッションつきの台に胸と顔をつけて寝る。両膝は曲げた状態で、お腹の部分は開いている。これはお腹が大きくなった妊婦さんも治療できるように配慮されたそうだ。斜めの台は角度が調整できるようになっており、子供からお年寄りまで、大きい人から小さな人まで治療が出来るように設計されている（図3）。

　あとはサービカル・チェアでサービカルとは医学用語で首（頸椎）のこと。つまり首を矯正する時に座る椅子で、ガンステッドは首をア

図2　ペルピックベンチ

図3　ニーチェスト

図4　サービカルチェア

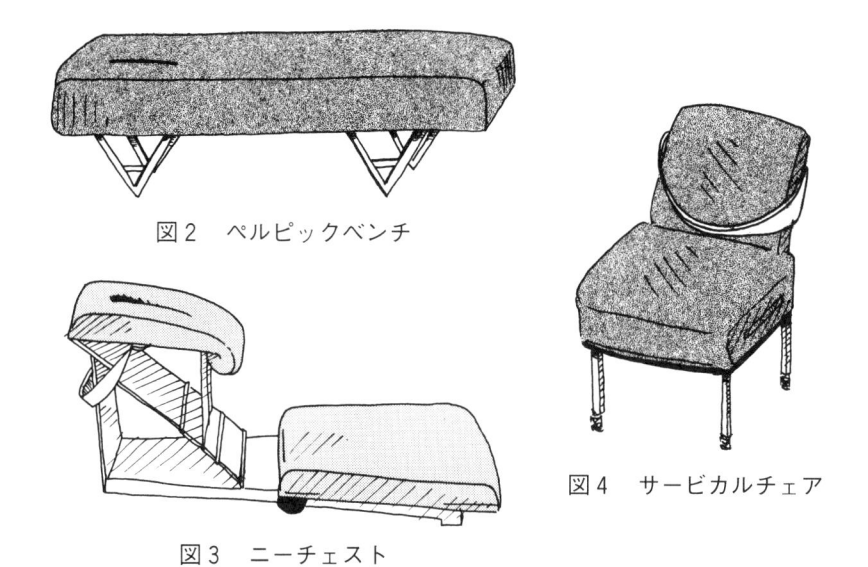

ジャストするときは座って行う。しっかりと背もたれに固定した状態でアジャストを行う。背もたれも角度が調整できるように設計され、誰にでも合わせられるようになっている（図4）。

　アジャストだけがガンステッドと思いきや、ドクター・ガンステッドは栄養面の指導もしている。

　例えば生理痛では、"これは構造的問題である。下部腰椎（腰の下の部分）のひどい回転、仙骨の回転（骨盤の中央に位置する骨）、腸骨（骨盤の一部）のASIN（骨盤の歪みの方向を示す：前上方内方変位）の各変位のために腰椎の弯曲の喪失が生じるので、子宮が後方に傾くことになる。このため、子宮の内容物が排出されにくくなる。

　頻度は少ないが腸骨のPIEX（これも骨盤の歪みの方向：後下方外

方変位）が原因となる場合もある。この場合は、子宮は前方に傾き、月経時に子宮の内容物が排出されにくくなる。

多くの場合、生理痛のある女性は脚が腫れるが、これは回転変位のために静脈が塞がれたからである。正常な月経は子宮壁が十分に落ちるからで、こうした女性にはほとんど問題は起こらない。

ビタミンEはエストロゲン（女性の生理などに重要となるホルモン）の代わりになる最高のものである。生理の前ににきびが出れば、エストロゲンが低い証拠なのでビタミンンEを与える。月経の問題はクロロフィルが必要かもしれない。（THE NOTES：ガンステッド症例別患者管理ノート：増田裕DC訳「科学新聞社」より引用）"と書いてある。

一般にはドクター・ガンステッドはアジャストだけ施していたイメージが強いそうだが、実際は患者に対して栄養面や日常生活での注意点まで細かい指導を行っていた。1日に数百人も治療をしながら、こんな細かい点まで気を配っていたなんて、ただ驚くばかりだ！

またガンステッドは哲学にも細かいこだわりがある。ドクター・ガンステッドは関節の歪みよりも、椎間板（背骨の骨と骨の間にあるクッションのような場所）の状態を重視していた。

有名な言葉に"サブラクセーションをみつけて矯正して、後はそのままにしておきなさい！"などがある。ジョン先生によると、ガンステッドを使うカイロプラクターは他のテクニックを併用したりしない。ガンステッド一本で行う！この時だけジョン先生が光り輝いていた。後退し始めているオデコがキラッと輝いた。

何でこんないい加減な先生がと思うが、ヒロ先生によると「ジョン先生のオフィスに治療見学に行ってごらん。オフィスの中ではソノエ

第7章 ジョン先生の治療

ちゃんや私の奥さんに接する態度で患者さんに接してるよ。男同士の会話の時のジョン先生が本当のジョン先生なのか、治療したり、女性と話しているときのジョン先生が本物なのか。それは僕にも分らない。でも僕は離婚した奥さんにお会いしたことがあるけど、本当に綺麗な方だったよ」と教えてくれた。

　男の僕から見たジョン先生は、単なるスケベ親父だ。しかし患者さんや女性から見たら、ジョン先生は紳士なのかも知れない。アジャストもうまいらしいし、治療の話しやガンステッドの話しになると別人になる。ジキルとハイド氏みたいな人だ。多重人格ではないだろうか？

　「こうやってオッパイをね、優しく優しく包むように、グフフフッ、それでね。コウタ君、どうすると思う？　ジュルル（ヨダレを拭う音）、そしたらね、反対の手でね、ウフィフィフィ。」

　ここでソノエ先生が現われる：

　「ヤア、ソノエ先生、お元気そうで何より、どうぞこちらに。今日は少し遅いお出ましで。何時も素敵な格好ですね。センスが良いんだソノエ先生は。」

　するとソノエ先生はキッチンへ：

　「そしたらね、片手で掴んだオッパイをね、グヒャヒャヒャ、たまらないねー、エーッ？　コウタ！　男はいいなー。」

　ソノエ先生がキッチンから戻る：

　「最近のロスも危なくなってきたね。景気が少し傾いているのかな？　ソノエ先生、暗い夜に貴方のような素敵な女性が一人で歩き回るのは危ないですよ。もし用があるのでしたら連絡下さい。いつでも

出向きますから。」
　といった感じ。
　男性側としては、ジョン先生の早変わりを口を開けて見ている。両極端と申しましょうか、ジョン先生は僕らの目の前で白から黒へ、裏から表へ、右から左へ、それは見事に180度変身して行く。ここにも本当に変わった人がいた。
　僕は未だに本当のジョン先生の姿を知らない。

第8章
テリーとの談話

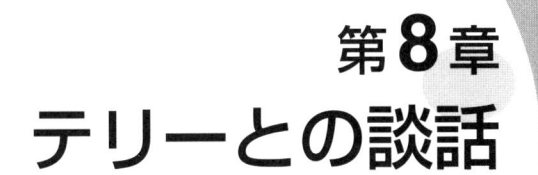

先輩テリー

　テリーはUCLAのシニア（4年生）。お父さんが中国人でお母さんが日本人。日本生まれだけど、アメリカン　スクールに通い、高校から親戚が住むアメリカに当時中学生の弟と一緒に渡米。アメリカン　スクールに通っていたから英語は全く問題はない。日本語も完璧。ジョン先生とは違う。そして僕が目指している運動学を専攻している大先輩だ。余りヒロ先生の家には来ない。ガールフレンドと遊びに出かけるほうが楽しいからだろう。

　ちなみにテリーのガールフレンドは日系三世。一度お会いしたことがあるが、礼儀正しくて"三歩下がって影踏まず"という感じ。きっと昔の日本人女性は、このように礼儀正しかったのだろうなと感心してしまう。

　お爺ちゃんの時に移民したというから、大正か昭和の始め頃ではないだろうか？　でも移民した人達は第二次世界大戦の時は大変だったと思う。皆逮捕されて収容所に監禁されていたらしい。

　日系人には日本を恨んでいる人達も多いと聞いた。それはそうだ、日本から多くの人達が移民していることも分かっているのに、騙されたとはいえ、真珠湾に奇襲攻撃を仕掛けたのは日本人だ。だから当時アメリカに住んでいた日本人は可哀想だ。やっとアメリカに受け入れてもらった矢先に戦争では、随分とひどい仕打ちをされたに違いない。また戦争が終わっても、再び受け入れられるまでにかなりの時間が費やされたことだろう。わたくし大石光汰、日本国を代表しまして、移

民していた皆様に深くお詫び申し上げます。

UCLAでの生活

　やっとヒロ先生のお宅でテリーに会えた。今21歳だから、僕と年齢も近い。まずはULLAの生活を聞いてみる。
　「いやー最初のフレッシュマン（1年生）の頃はドミトリー（学生寮）で生活してたんだけど、もうメチャクチャ！　皆騒ぐし、うるさいし、タバコや酒は当たり前、マリファナ吸っている奴もいたし、勉強どころではなかったね。」
　「でも勉強している人達もいるんでしょ？」
　「いない、勉強するヤツラは図書館に行く。ドミトリーはアニマルハウスだった。」
　ヘーッ勉強しないでも進学できるの？
　「でも皆、試験は受けるんでショ？」
　「受けるけど、頭の良いヤツは授業だけで覚えてしまってるんだよ。だから試験前でもドミトリーはアニマルハウス状態！」
　「テリーはいつまでドミトリーにいたの？」
　「最初の1年だけ、あのままいたら、僕は本当の意味でのバカになってしまっただろう。後は親戚の家に移って、車で通ってた。」
　「でもキャンパスは広いし綺麗だよね。」
　「キャンパスは綺麗だけど、大き過ぎ！　僕は教室の移動に車に積んでいるマウンテンバイクを使ってる。下手すると次の教室まで歩き

だと15分くらいかかることもあった。歩いていたら遅刻だよ。」
「でも学生のカフェテリアにはバーもあるんだよね。」
「アルアル、でも僕は大学キャンパスでは余り飲まなかったなー、でも試験が終わるとウエストウッド（UCLAのある町）は大混乱だね。」
「後はアメリカン・フットボールの前夜なんかも凄いんでショ？」
「スゴイスゴイ、特にSC（USC：南カルフォルニア大学の呼び名）との前夜祭は盛り上がるね、前ね、UCLAの学生が前夜祭の時にヘリコプターでSUのヤツラが集まるキャンパス内のトロージャン（USCマスコットの騎士）の像にスカイブルーとイエローのペンキを空中からぶっかけたことがあるんだよ。」
「エーッ大丈夫だったの？」
「ヤツラ怒った、怒った、でもね、この話しはオチがあってさ、怒ったSCの学生は卒業してからUCLAの大学院に入学したんだ。そして応援団に入って、ホラッよくスタジアムで皆でプラカードを持ち上げて人文字を作るジャン、あれの係りになって、UCLAとの試合の時、サア上げてーとやったら人文字がUSCになっていたらしいんだ。スゴイ執念だよね。」
「スゴイ、スゴイ、でもアメリカ人って感じでカッコいいよね！やられたらやり返す！　お見事！」
　もうすぐテリーは卒業して、カイロプラクティックの大学に編入する。せっかくUCLAで運動学を学んできたのに、何でカイロプラクティックの大学に入るのか聞いてみた。
「それはね、コウタはトレーナーを目指すんでしょ？　だったら運動学でも良いと思うよ。でも僕はそんなにスポーツの現場に出ようと

は思わない。スポーツを観るのは好きだけど、やるのはそんなに興味がない。だいたい運動学を専攻している人達は、そのまま大学院に行くか、医学部に入るか、スポーツ関連の研究所に行くか、あまり職業の選択肢がない。僕も迷ったけど、困っている人達を救うカイロプラクターを選んだんだ。」

「医学部でもいいのに？」

「アンタはアホか？ UCLAの医学部に入るにはGPA（平均成績点）が4.0でないと入れない！ 特にUCLAの医学部はアメリカでも有数の学部だぜ、僕のGPAは1年の1学期から4.0を下ってる！ それに僕は薬や手術で治すのは好きではない。」

そうだよな、いくら有名な学部でも、自分に偽って行く気にはなれないよな。

「でもテリーは前からカイロプラクティックを知っていたの？」

「知っていたさ、僕の親父は鍼灸師で、日本でやっているんだけど、親父がカイロプラクティックに興味を持っていてね、僕らに自分の夢を叶えさせようとしたんだ。僕は別に鍼灸師でもよかったんだけど、せっかくアメリカにいるんだから、カイロプラクターになることにしたんだ。それにカイロプラクターになれば、ドクターだぜ、ドクター！ コウタも知ってるだろ、ドクターとミスターの違い!?」

そうだ、ミスター（女性はミス）とドクターの違いは僕でも知っている。前に取った英語の教授が教えてくれた。その教授はもちろんPhD（Professional Doctor of Philosophy：博士号）を持っていて「ドクターと言えば、満員で入れないレストランでも予約が取れる。ホテルに予約をすれば、ワンランク上の部屋にしてくれるし、景色の好い部

屋を提供してくれる」と教えてくれた。アメリカでは"ドクター"の称号を持つ人達に対して特別な敬意を払う。普通の人と位置付けが違うのだ。だから名前を記入する紙には、Mr./Ms./Dr.と分かれている。日本では考えられない風習だけど、アメリカではドクターは別格なのだ。

「コウタもカイロプラクターになれば？スポーツトレーナーで与えられる称号はATC（Athletic Trainner Certification：認定運動トレーナー）だろ？　トレーナーはMD（Medical Doctor：一般医、アロパシー）の指示を受けながら、トレーニングを設定するんだぜ。診断も出来ないし、レントゲンも撮れない。保険だって使えない！　自分で好きにプログラムも作れない。カイロプラクターになれば、診断も出来るし、レントゲンだって撮れる。しかも自分の判断で治療が出来る！　カイロプラクターにしろよ！　一緒にやろうぜ！コウタなら出来るさ！」

「そんなこと言ってもなー、授業が大変みたいだし、前に会った赤坂さんの話しだと、毎晩２時過ぎまで勉強しても追い付かないらしいよ。しかも毎日７時間も授業があるんでしょ？　僕は今の大学で毎日平均３時間から長くて５時間だけど、それでもヒーヒー言っているんだよ。それが７時間じゃー死んじゃうよ。」

「大丈夫だって、人間やれば出来る。しかも回りの人は全員同じ苦しみだろ、コウタの今行っている大学は皆メジャー（学科）が違うから、ラボ（実験）がない文科系とは違う理科系のコウタが大変に思うだけで、カイロプラクティックの大学に入れば皆同じメジャーだから、回りでプラプラしている人もいないから大丈夫だよ！」

「でも皆頭の良い人ばかりだろ、僕はそんなに勉強出来ないし……」

第**8**章　テリーとの談話

　「大丈夫だよ、（来ていないか見回しながら）あのジョン先生でも卒業してるんだぜ!?　あんなスケベ親父が卒業出来て、コウタが出来ない訳がない！　頑張れよ！」
　確かに正体不明のジョン先生も卒業しているし、開業までしている。でもジョン先生は本当は頭が良いのかも知れない。
　「大丈夫だって！　ジョン先生の英語聞いたことある？　日本語よりひどいぜ！　コウタの方がましだぞ！（ほっとけ！）僕はジョン先生の英語を聞いて安心したんだ。あれで卒業できるのなら、僕は楽勝だって！　ナッ、やろうぜ、カイロプラクターになろうよ！　ドクターだぜ！　ドクター！」
　勝手なことをいうヤツだな。でも僕は知っている、先生方の学生時代の数々の苦労話しを……　そんなに簡単にドクターという称号が取れるとは思わない。しかも僕は自分自身を知っているつもりだ。中学、高校とろくに勉強もしていない。勉強が嫌いで勉強をしなかったのも事実だけど、それより頭が悪いってことを自覚している。こんな低才能の僕がドクターの称号がもらえる大学について行ける訳がない。
　それに途中で挫折して帰国した人達も数多くいることも知っている。普通の大学にやっとの思いでしがみついている僕が、そんな大変なカイロプラクティックの大学について行けるとはとうてい思えない……

ローズボール

　12月も半ば、僕はテリーに誘われて、地元パサディナのローズボールに夢のUCLA vs USCのアメリカン　フットボールを、観戦しに出かけた。まず着く前に驚いたのは車の数。電車では行けないから車が渋滞するのは当然だけど、競技場に入る数百メートル前から並んでいる。そして着いて驚いたのは、大学から直接来た学生が乗り着いた100台ものバス！

　そして既に、大勢のファンやOBのキャンピングカーが前日から集まって来ていて、バーベキューパーティを開いて大声で歌ったり、食べたりしているではないか！　キャンピングカーには大学の旗を飾り、ビールやワインを飲んで騒いでいる。もう出来上がっている親父もいて、オイオイ、試合までまだ1時間以上もあるのに大丈夫？　って感じ。

　しかも駐車場が足りないため、隣のパブリック・ゴルフ場を開いてフェアーウェイに車を駐車している。日本では考えられない。日本ではカートでさえカート道だけを走れるだけで、フェアーウェイにも入れない。そこに一般の車を入れてしまうのだ。日本のゴルフ場の関係者が見たら、ビックリしてひっくり返って悶絶してしまうに違いない。僕らの車も16番ホールのバンカーの脇に止めた（何となく複雑な気分……）。

　地元に住んでいながら、僕はローズボールの中に入るのは初めてで、なぜかドキドキする。ゲートを潜り、試合場に入り込む。入った途端、

第8章　テリーとの談話

　ドッワーンと押し寄せる熱気と歓声に驚いた。そしてローズボールの広さにビックリした。広いの何のって！　国立競技場を2回りも3回りも大きくしたスケールだ。
　ここはロスアンゼルスで開催されたオリンピックでも使われた競技場で、サッカーのワールドカップでも試合場として使用されたと聞く。
　しかしサッカーのワールドカップが開催された当時の話しを聞いてみると、現地の住人達は最近は観光バスがやたらと多いけど、一体何が起こっているの？　という程度で、ワールドカップには全く関心がなかったらしい（もっとも後でチケットが手に入らなかったと判明）。日韓共同で行われたワールドカップの盛り上がりとは全く違う。アメリカ人はまだまだサッカーを人気スポーツとして受け入れていない。それでもワールドカップの代表に選ばれるんだから、アメリカって国は大したもんだ。
　ローズボールの観客席はお椀型で、2階席や3階席が作られていない。大皿みたいで、僕らの席は随分と高い所でちょっと恐いくらいだ。このローズボールは10万人以上の人が入る巨大スタジアムだ。この競技場はUCLAの本拠地で、USCは自分の大学キャンパス内に競技場がある。
　ロスアンゼルス・オリンピックのメインスタジアムがUSCが持つ競技場だった。大学の中に10万人以上が入るスタジアムがあるなんて、本当にアメリカって国は、スケールが違い過ぎ！　考えても見て！　国立競技場や東京ドームよりも2回りも3回りも広い競技場が、大学キャンパスの中にあるんですよ。東条英樹（第二次世界大戦の時の日本軍将校）も戦争前にこのローズボールを見たら、絶対に戦争なんか

する気にも全くならなかっただろう。

　すでに9割は埋め尽くされたメインの観客席側にUCLA（Bruins：ブルインズ"褐色のクマ君"）が陣取り、反対側にUSC（Trojan：トロージャン"勇士、奮闘家"）が迎え撃つ。

　USCのチームカラーは赤みを帯びた茶色に濃い黄色の文字だ。明るいイメージの水色と明るい黄色のUCLAに対して、渋いイメージで対抗している。スタジアムは既に熱気に包まれ、大規模な応援合戦が始まっていた。まだゲームまで1時間近くもあるのに、観客はゲームが始まっているかのように大学のチームソングを歌い、興奮している。

　今日のリーグ最終戦に勝てば、どちらのチームもリーグ優勝で、毎年元旦に行われるローズボールに出場する権利が得られるとあって、試合前から皆、大興奮状態だ。UCLAとUSCは、日本で言えば早慶戦に例えられる。

　今では薄れたけど、昔の早稲田は貧乏学生のイメージがあって（昔はワセダ、ワセダ、ヤセタ、ヤセターと歌っていた）、慶応は昔から今も変わらずお坊っちゃん学校のイメージがある。つまり早稲田が州立大学のUCLAで、慶応が私立のUSCって感じだ。

　僕がスタジアムの大きさに圧倒されている間、テリーは生ビールと巨大ポップコーンを買って来てくれた。ビールは日本の大ジョッキくらいの大きさだ。何でもかんでもアメリカのスケールの大きさには驚かされる。

　敵であるUSCの観客席の下では、馬に跨がったローマ時代の騎士（トロージャン）がUSCの旗をなびかせながら走り回ってる。本物の馬に乗って声援を送ってる。イヤハヤ、僕もプロ野球が好きで東京ド

第**8**章 テリーとの談話

ームや神宮球場によく出かけたけど、応援のスケールも違い過ぎ。
　ゲームが始まると、スタジアムは興奮の坩堝と化した、もう隣りのテリーの声もよく聞こえない。タッチダウンすればポップコーンが舞い飛び、USCの攻撃になるとUCLAの学生は1ドル札を取り出して振り回す。つまり「お前等は、全てを金で解決しようとする野郎どもだ」という意味らしい。
　僕もまだUCLAの学生でもないのに、大声を出して応援していた。素晴らしいプレーが出ると、スタジアム全体が揺れ動く程に歓声が起こる。ブーイングや野次、歓声に悲鳴、興奮に包まれた時間だった。
　幸いUCLAが勝利を収めた。来年元旦に行われるローズボールの出場権が得られたのだ。試合後、僕はグッタリしてしまった。こんなに興奮しながらゲームを観戦したのは初めてだ。声は枯れるし、試合中に飲んだビールでフラフラするし、もうダメッて感じ。人の流れが空くのを待ってスタジアムから出る。
　まだかなり多くのUCLAファンが興奮しながら歌い続けている。キャンピングカーでも再びパーティが始まっている（本当は試合も観ずに、スタジアムの外側で1日中飲み食いしていたのかも知れない）。でもUSCファンや学生同士の小競り合いはなさそうで安心した。試合は試合って感じなんだろう。常識を持った人達だ。何故かホッとした。
　実は僕は以前、友人とアナハイムにあるアナハイム スタジアムにNFL（アメリカのプロのアメリカン・フットボール・リーグ）のリーグ優勝戦を観に行ったことがある（本当に勉強してるの？）。
　その時は地元のロスアンゼルス・ラムズがニューヨーク・ジャイアンツに負けてしまった。そうしたら数少ないジャイアンツファンとラ

ムズファンは殴り合いの喧嘩を始めるわ、駐車場ではジャイアンツファンの車はひっくり返されるわ、もう少しで争いに巻き込まれそうで危ない雰囲気だった。

　しかし、さすがにインテリが集まるUCLAとUSCの試合となると、そんな野蛮なことはやらない。何かアメリカを象徴しているような気がした。大学まで行ける人達と、学校もろくに行けなかった人達では、こんなにも違うんだと痛切に感じた。

　アメリカには機関銃を乱射して平気で人を殺してしまう人達もいるけど、火星までロケットを飛ばしてしまう人達もいる。アメリカでは、大学を卒業する人は数割にしか満たないと聞いたことがある。日本では平均化が提唱され、多くの人が大学を目指し、卒業したら就職してサラリーマンになるというレールが敷かれている。どちらが良いかは分らない。

　しかしアメリカは勉強したい人に対して、何時でも"窓口"を開けていることは素晴らしい。僕の大学にもお年寄りが沢山通っている。しかしアメリカでは、中学、高校、下手をしたら小学生でも麻薬を手に入れることができる。僕が大学に通う途中にある中学校の校外では、平気で麻薬が売られている。

　アメリカの子供は簡単にタバコやお酒は手に入らないが、その代わりに、簡単に麻薬（ドラッグ）が手に入る。どちらが正しいのか、難しい問題だと思う。

　テリーと僕はパサディナの町に戻り、僕が時々行くアメニアン料理のオープンカフェで夕食を取ることにした。この店は安いし、上手い

第**8**章　テリーとの談話

し、近所のインテリ族が集まる。近くにあるカルフォルニア工科大学（California Institute of Technology：通称カルテックと呼ばれる）の学生が多い。東のマサチューセッツ工科大学、西のカルテック大学と言われる程、天才、秀才達が集結している大学だ。僕らは試合観戦中にビールを飲み過ぎたので、デキャンタで赤ワインを注文した。店の裏手にオープンカフェがあり、木々が植えてあるスペースに幾つもテーブルが並べられ、天気の良い日は最高の気分を楽しめる。

「テリーもUCLA最後の年にローズボール出場なんてラッキーだったね。」

「アー、でもこれで僕の在学中のSCとの対戦成績は2勝2敗だ。来年が正念場だけど、僕はカイロプラクティックの大学に行っているから、それどころではないかもな。」

「そうか、もう卒業だもんね。」

「ウン、来年の4月からはカイロプラクティックの生活が始まる。楽しみでもあるし、多少の不安もある。トライメスター制（1年3学期制度）で1学期が15週間というのも初体験だしね。UCLAはクオーター制（1年4学期制度）だから1学期が12週間なんだ。3週間の違いがどう影響するか、集中力が持続できるかが僕の課題だ。」

「僕が今行っているパサディナ市立大学は18週間の2学期制だから反対に短くていいかもね。」

「でもコウタも来年9月にUCLAに編入するんだろ、4大終わったら、コウタも来いよ、カイロプラクティック大学に。」

「ウーン、今少し悩んでる。でもまだやって行ける自信が持てないんだ。」

「トレーナーの資格を取ってから入ればいいじゃん？」

「でもねーまた新たに4年でしょ、親にも相談しないと……お金もかかるし……」

「4年じゃないさ、3年と9ヶ月だ。大丈夫だって、両親だってドクターになるって言えば出してくれるよ。」

「ウーン……」

確かに今までヒロ先生のオフィスで見学させてもらって、苦しんでいた人達が笑顔で帰って行くのは感動的だった。

リチャードのお父さんも、僕は何もしていないのに、僕の手を強く握って本当に感謝してくれた。痛みで苦しんでいる人達が、楽になって笑顔を見せると、本当にこっちまで嬉しくなる。

でも僕は医学用語も全く知らないし、理科系は大の苦手だった。高校の時も文科系が好きだったんじゃなくて、理科系に行けなかったのが現実だ。確かに数学は今では微分積分のクラスまで到達した。成績だってB以上を取っている。電話でお母さんに教えたら「コウタがそんな成績取れるなんて、馬鹿ばっかりいる大学なんじゃーないの？」と言われたけど、僕はアメリカの大学に入って生まれ変わった。

授業が終わっても、毎日3〜4時間は図書館で勉強しているし、日本にいた時と比べたら月とスッポンくらい別人になった。

我が大学の理科系の関門である無機化学Ⅰは、クラスの1/4しか通過できないとんでもないクラスで（100名の学生が受けると50名が途中でドロップする。そして残りの50名でC以上の成績が取れるのが、そのまた半分という恐怖のクラス）、1度目は座学のクラスはクリアーしたが、ラボのクラスの平均点が69.7で0.3点足りなくてDにされた。

たった0.3点足りないだけで落とされたのだ。

　教授に抗議を申し出たが、「最初のクラスでプリントを渡したでしょ、70点以上がC。あなたのスコアーは70以上？」と言われて要求は却下された。だけど夏休みの短期コースで2度目の挑戦をして、何とかBで通過したし、ダメはダメという社会の教訓を学んだ。ちなみに夏休みの短期コースではAを取った人は1人もいなかった。

　日本の大学のように、お金を払えば追試が受けられたり、レポートを提出すればOKとはならない。

　でもやれば出来るんだ、理科系でもやれるんだという自信は沸いてきている。でもドクター コースはそんな生易しい内容だとは思えない。恐らく、今の体制でクリアー出来るほど、甘くはないはずだ。

　ついて行けるか不安に包まれる。

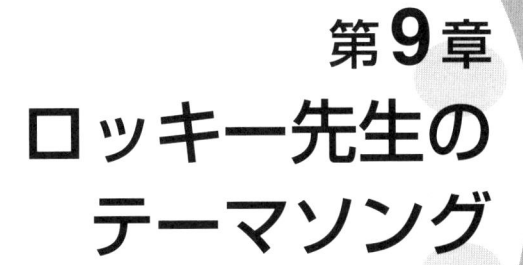

第9章
ロッキー先生の
テーマソング

ロッキー先生

　ロッキー・リー先生は日本育ちの中国人。日本ではホテルマンをしていたらしい。何故、自分の名前をロッキーにしたのか聞いてみたら、当時はシルベスタ・スターローンが主演の映画"ロッキー"シリーズが流行っていて、カッコ良いからロッキーにしたそうだ。単純と言えば単純。でもそんな理由で名前を付けて両親に申し訳ないなんて考えないのかな。
　僕の考えは日本の古い考えで、ロッキー先生が今風の考え方なのかも知れない。僕はコウタという名前を、アメリカ風の名前に変えるつもりはない。
　アメリカ人にも他の国からの留学生にも、コウタと発音できるまでトコトン教える。僕はコウタ、大石光汰だ！

　いつものようにヒロ先生のお宅。
　久しぶりにロッキー先生が来ていた。
　ロッキー先生は40歳でカイロプラクティックの大学に入学したという努力家だ。卒業して州のライセンスを取得した頃はリトル東京で開業していたが、今はサンディエゴの近くに移転している。
　背が高くて180cm以上あるかも知れない。とにかく元気な先生で、スタミナは僕以上だ。
　ロッキー先生もラグビーをしていたらしく、前に一度トレーニングをしようと誘われて、グリフィスパークという公園、と言っても馬

第9章　ロッキー先生のテーマソング

鹿でかい公園で、中には動物園だけでなく、ゴルフ場：36ホールと9ホールのショートコース、乗馬場、天文台まである。
　その動物園の駐車場でダッシュの練習をしたことがある。速いんだ、これが。僕も高校現役時代は100mを11秒5で走った経験を持つが、楽勝だと思っていたら、結構速い。思い切り走らないと勝てないくらいだ。50歳に近い親父に負ける訳には行かないので、その時は必死に走った。
　とにかく元気だけは人一倍ある先生で、「人間頑張れば出来ないことはない！　張り切って行きましょう！」と常に陽性思考の先生だ。

　ヒロ先生宅に来ていたロッキー先生は、
「オウ！コウタ、元気にやってたか！」
「ロッキー先生、久しぶりです。元気ですよー、また走る？」
「今度またやろう、でも50過ぎたら、さすがにバテ気味でね。今日はロスに用事があったので、ついでにヒロ先生達の顔を見に来たのよ。まあまあ、汚い家だけど入って、入って。」
　アンタの家ではないでしょ、失礼な、綺麗に掃除してあるジャン。雅子さんに失礼だぞと思いながら、
「お邪魔しまーす。」
と中に入る。ドスンッとお尻を叩かれた。トモちゃんだ。
「コウタ、コウタ、アソボ！」
さすがに毎週お邪魔しているので、僕はトモちゃんのお気に入りだ。
「じゃーダッコね、ホラ、高い、高ーい！」

「キャッキャッ、タカイネー、ママ、パパ、トモチャン、タカイ、タカイ！」

「何時もすみませんね、トモチャン、よかったね、今日もコウタ兄ちゃん、来てくれたねー、それより手の袋に入っているのはキリンの生ビールかな？」

「大当たりです。途中のスーパーで売ってたんで、思わず買ってしまいました。」

「いい買い物をしたねー、ロッキー先生、早速やりますか？」

「オッ、いいねー。今住んでる所は日系マーケットがなくてね、たまに日本のビールが飲みたくなるのよ。コクのあるビールね。それでヒロ先生の家に行けば、日本のビールが飲めるなと思ったのよ。しかも今日は生ですかー、立ち寄ったかいがあったねー。」

「なんだロッキー先生は日本のビールを飲みたくて我が家に来たの？」

「それも半分、もろろん皆の元気な顔を見に来たのも半分。」

なんだ、ついでに来たってこと？

ロッキー先生の悩み

　テラスでビールとヒロ先生の庭から採ったトマトとキュウリを食べながら、まずは3人で会食。

　いつも思うんだけど、ヒロ先生は、なんで庭を畑にしたんだろう。有機栽培の野菜だったら自然食品のお店にいけば売ってるし、無農薬で育てた野菜は、大手のスーパーなら手に入る時代になったの

第9章　ロッキー先生のテーマソング

に。

「どうしてヒロ先生は庭を畑にしたんですか？」

「ウーン、コウタ君は時々つっこむね。朋子が生まれた年にこの家に引っ越したんだけど、今は何でもスーパーに行けば欲しいものが手に入るでしょ？　物を育てる難しさを知らない子供が増えている。朋子には、お金で何でも手に入ると思って欲しくなかったんだよ。肥料をあげたり、水をあげたりして苦労して大切に育てて、やっと食べられる経験を教えさせたかったんだ。もちろん、まだ朋子は小さいから分らないと思うけど、自分を含めて、物を育てる大切さや苦労を教えてあげたいんだ。」

なるほどね、ヒロ先生らしい考えだ。確かに芝生の庭にしてトモちゃんを遊ばせてあげるのも良いけど、食べ物を大切に育てることを教えることは大事だよな。

「ロッキー先生の子供さんも大きくなったでしょ？　もう何歳？」

「もう2人共に小学生になりましたよ。生意気でね。親父の悪口を北京語で言ってる。私の両親は広東語だったし、私の北京語は中途半端で半分は何を言っているか分らない。我が家は中国から奥さんの両親を呼び寄せたでしょ。皆で北京語を話しているけど、私は日本語や英語のほうが楽だし、家にいる時間が短いから、家の中では浮いた状態ですよ。恥ずかしい話しだけどね。」

「そういうプレッシャーもあるんだね、確かに高橋先生も言ってたけど、英語だと奥さんに本当に伝えたい気持ちが今一つ伝え切れないと嘆いていたね。バイリンガルで育った人は、同じ左脳の言語中枢が活動すると言われているけど、大人になってから外国語を学んだ人は

別の場所が活性化するらしいからね。」
　ヘッ何のこと？　左の脳の言語中枢って何？
「ヒロ先生、それって何のこと？」
「アッゴメン、ゴメン、人間は左側の脳にブローカ野という場所があってね、言葉を話している時に活性化する場所があるのよ。それが僕らみたいに大人になってから英語を話すようになった人は、日本語で話すときに活性する場所と、英語を話す時に活性する場所が違うらしいんだ。でも小さい頃から2カ国語以上を話しながら育った人達は、同じ場所が活性するという話。つまり英語を話す時は英語で考えて、日本語で話すときは日本語で考えて話せる。でも僕らは英語で話す時は、最初に日本語で考えてから英語にしていると考えられているという話。」
　ナルホド、それで僕の英語は上達しないのか。テリーに僕の英語はネイティブ・アメリカン英語だと言われた。
「私、日本人、英語話せる。ネイティブ・アメリカン嘘つかない」って感じなんだろうな。でもロッキー先生も大変だよな。奥さんは中国から留学して来た人だし、奥さんのご両親は英語や日本語話せないし、孤立してるんだろうな。
　でも待てよ、雅子さんの英語は？
「ヒロ先生、何で雅子さんはあんなに流暢(りゅうちょう)な英語を話せるんですか？」
「アー、彼女は昔バンドのボーカルやっててね、あんな顔をしてジャズを歌ってたんだ。恐らく耳がいいんだね、聴覚が発達しているから、相手の声を音として聞けるんだと思う。だから彼女自身も反復して正しい発音が出来るようになったんだと思う。」

第**9**章　ロッキー先生のテーマソング

　そうなんだ、そう言えば、僕の友達でUSCに通っている松崎久純[*1]という奴がいるけど、コイツは英語がやたらと上手い。日本語英語ではなく、完璧な英語を話す。一度カラオケに一緒に行ったら、歌もやたらと上手い。前にバンドをやっていたと言っていた。アイツも聴覚が発達していて、英語を音として聞けるから、あそこまで流暢な英語が話せるんだろう。

　僕はオンチで、昔スナックで飲んでいた時、回りの人達に進められて歌ったら、回りがシーンとしていた。すると隣に座っていた先輩が一言「お前ね、歌わない方がいいよ」と言われたことがある。つまり僕は聴覚が発達していないから英語が上達することはなく、いつまでもネイティブ・アメリカン英語なんだ。何か情けない。

SOTのチェアマン

　しばらく下らない雑談をしていると、ヒロ先生が思い出したように、
「そう言えばロッキー先生、SOTOの会長に立候補したんだって？」
「なんだ知ってるの？　イヤイヤ人間は常にチャレンジですよ。誰でも常にチャレンジ精神を失ってはいけません！　ダメもとでも、やっている内に叶うこともある！　今回はダメでも、何回か重なれば皆

＊1　松崎久純：南カリフォルニア大学卒、名古屋大学大学院経済学研究科修了。現在、経済産業省所管 社団法人中部産業連盟 経済コンサルタント。著書に『英文ビジネスレター＆Ｅメールの正しい書き方』（研究社）『英語で学ぶトヨタ生産方式』（研究社）『改善のための５Ｓと英語表現』（共著、三修社）などがある。

は僕の顔を覚えるから、いつかは会長になれるでしょ？　今回は顔見せ、皆さんに私の顔を覚えてもらうためのお披露目みたいなもんよ。」
　「SOTOって何ですか？」
　「SOTの協会だ。コウタ君はSOT（Sacro Occipital Technic：仙骨後頭骨テクニック）は知ってるよね」
　「ハイ、あのブロックを骨盤に入れて身体のバランスを整えるテクニックですよね。」
　「オイ、オイ、コウタ、お前はブロックを使うのだけがSOTだと思っているわけ？　ジョーダンではありません！　ちょっと教えてあげよう。SOTは基本的にブロックを使うのがベーシック、つまり基本。これは良く知られている。しかし、その次にCMRT（chiropractic Manipulative Reflex Technic：カイロプラクティック手技反射テクニック）と呼ばれるテクニックがある。これは背骨の構造的な問題、それに関わる内臓の問題、そして病理的問題を治療する方法だ。この中にはSOT独自の栄養療法も含まれている。更にその上にクラニアルテクニックがある。これは頭蓋治療だ。一次性呼吸システムの調整、これは分るな？　これらのコースを総べて終了してリサーチ ペーパー（研究論文）を出して、受け入れられたらSOT専門医（D.C.N：Diplomate of Craniopath Nourologist）の称号がもらえる。」
　「ヘーッ、そんなに色々とあるんだ。ロッキー先生は、その専門医の資格まで持ってるんですか？」
　「クラニアルまでは終わっているけど、まだ論文を提出していないから一寸手前ですかね。」
　「SOTを始めた先生は、何でブロックで治療しようと思ったんす

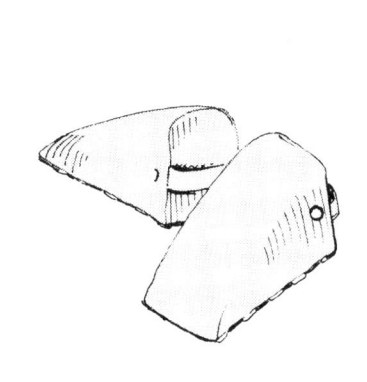

第 **9** 章　ロッキー先生のテーマソング

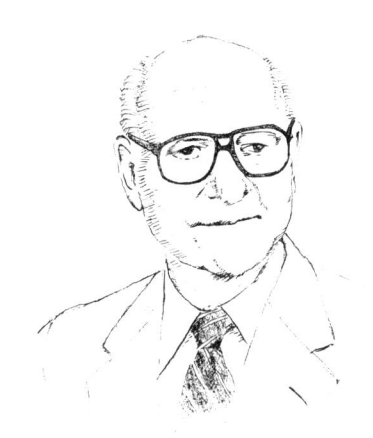

図1　SOTブロック　　　　図2　Dr.ディジャネット

かね？」

「ウーン、私にもよく分らないけど、色々と試したら、あの車のタイヤを止めておくブロックの形が一番安定すると考えたと聞いている（図1）。今では3つしかないカテゴリー（ブロックを入れる方法や治療パターン）は、昔は10以上あったらしい。SOTを開発したのはディジャネットという先生で、元々はオステオパス（オステオパシーの先生の呼び名：DO）だったんだけど、オステオパシーの必殺技であるクラニアル・テクニックで治療していると、副作用というか身体の反応が強かったので、カイロプラクティックのテクニックと併用してみたら反応が出なかったらしいんだ。」（図2）

「ディジャネット先生の名前は以前聞いたことがあります。何かの発見を売って、治療費も取らずに実験的に患者さんを診ていたんでしょう？」

「チョット違う。フィルムのカラーを発色させる方法を発見して、コダックに膨大な金額で権利を売ったんだ。でも治療費はタダではなくて、１ドルだけ貰っていた。」

「しかも随分と長生きしたんでしょう？」

「1992年に93歳で亡くなった。生涯を研究に捧げたカイロプラクティック業界の重鎮だ。でもSOTを語るには、メルディン・ロイド・リースを忘れてはならない。彼はSOT協会のナンバー２的な存在で、CMRTは彼が考え出した。72歳で亡くなったんだけど、彼の治療を受けていたディジャネット先生はドクター・リースが亡くなった同じ年に亡くなってる。」

「裏番的な存在だったんですね、ドクター・リースの治療が受けれなくなったから死んじゃったのかな？」

「しかも余り知られていないけど、ドクター・リースはSTO（Soft Tissue Orthopedic：軟組織オーソペディック）やハーモニック・テクニックも開発している。ハーモニックを使えるのは今でも全世界で100名余りしかいない、ドクター・リースの必殺技だ。」

なる程、そう言えばソノエ先生も、自分もカテゴリーシステムでブロック治療をするけど、本当のSOTはもっと奥が深いと教えてくれた。どうもカイロプラクティックは上辺だけ見ていると勘違いし易い部分が多々あって、うっかりすると誤解しやすい。

本当は奥深い部分が多いのだ。

第**9**章　ロッキー先生のテーマソング

コウタの未来

「そう言えば、コウタはUCLAに移るんだろ？」
「ハイ、9月から運動学部に編入します。でもスポーツトレーナーはやめました。」
「やめたー!?　どうして？」
と、トモちゃんと遊んでいた雅子さん、庭でキュウリを採っていた高橋先生、ヒロ先生宅に到着したばかりのソノエ先生、皆が一斉に僕を見た。
「僕カイロプラクティックの大学を目指します！　僕もヒロ先生や高橋先生、そしてソノエ先生やロッキー先生みたいに、人に感動と安らぎを与えるカイロプラクターになりたいんです！　カイロプラクターになってスポーツ専門医を目指します！」
ロッキー先生は狼狽えて、
「エー!?　コウタ、気は確かか？　狂ったんじゃーないか？　ゼイゼイ、でもな、私でも卒業できたんだから、コウタに出来ないわけない！　ゼイゼイ、大丈夫、カイロプラクティックの大学なんて入ってしまえば、アッと言う間に終わる！　私なんか、大学で何を学んだかも分らない内に卒業していた。3年9ヶ月なんて、どうってことない！　3年と9ヶ月歳をとるだけだ！　しかもお前はまだ若い、やり直しも出来る！　ゼイゼイ、まだまだ人生は長い、お前がやれることはまだ色々とある。お前を求めている本当の仕事はきっと見付かる。大丈夫だ、くよくよするな。失敗は成功のもとだ、私もここまでに到

達するまで、どれだけ苦しんだか、分るか？　コウタ？　ゼイゼイ。」

　何を言いたいのかさっぱり分らない。ロッキー先生は喜んでいるのか、慰めているのか、止めろと忠告しているのか、混乱しているのだけは理解できるけど……　でもヒロ先生は高橋先生と目を合わせて微笑んでいた。ソノエ先生と雅子さんは、ウンウンと何回も頷きながら2人とも喜んでいる様子に見えた。

　何が僕を変えたのか？　カイロプラクターになればドクターの称号がもらえるから？　イヤ！　それだけじゃない。嘘はイヤだから正直に言うけど、確かにドクターの称号がもらえるのは嬉しい。前にも紹介したけど、ドクターになれば特別な待遇が受けられる。ミスター大石ではなく、ドクター大石と呼ばれたい。だから否定はしない。でもそれだけじゃない。

　リチャードのお父さんに握手された感動が忘れられないのも本当だ。人に感動と安らぎを与えられるカイロプラクティックの魅力は大きい。目の前で症状が改善して行くなんて、薬なしでは普通の病院では考えられない。

　でもそれだけじゃない。カイロプラクティックの大学は僕が通う大学なんかと比べたら、勉強の量だけでも数倍に増える。学生は4大を卒業してから入学する人達だから、普通の人達より勉強ができることも簡単に想像できる。

　でも僕も勉強をするようになった。しかも自分から進んで勉強をしている。それは僕が持っている闘争心だと思う。

　高校の時は、ラグビーをやることで他の人より優越感を感じていた

第9章 ロッキー先生のテーマソング

んだと思う。でも今は違う。勉強で競争しようって気持になっている。大学を出て集まってくる秀才達と勝負してみたくなったのも本当だ。

でも一番の理由は僕の祖母や祖父との死別だと思う。僕の祖父は10年前に肝硬変で亡くなった。学校帰りに祖父のお見舞いに通うのが、その頃の僕の日課だった。

祖父は毎日のように痩せ細って行き、最後は皮と骨だけになり、薬の副作用に苦しみながら、最終的に大量の血を吐いて死んだ（肝硬変における門脈圧亢進による食道の静脈瘤の破裂）。

祖母は胃ガンで亡くなった（スキルス・ガン）。

入院する前は10種類近い薬を毎日飲み続け、「便が真白だ」とか「便器から立てなくなった」と僕に愚痴をこぼしていた。そして最終的に病院に入院した。

見舞いの時に、ガンとは知らされていない祖母に何と声をかければ良いのか戸惑っていた時、フッと窓の外を見ると満月だった。

「オバーチャン、満月だよ。」

「そう、バーチャンからは見えないけど、綺麗？」

「ウン、綺麗だよ。」

と何とか間を埋めた。そして危篤状態に近くなって意識が朦朧となりかけた時、傍で手を握る僕に「満月見えたよ、綺麗だったよ」と囁いた。

僕は泣き出しそうになる気持をグッと我慢しながら「ウン、ウン」と答えたのを今でもはっきり覚えている。

そして祖母は間もなく意識を無くして旅立った。祖父も祖母も薬の副作用に苦しみながら、崩れ落ちるように命を絶った。以来、僕は現

代医療（アロパシー）を嫌うようになった。

　僕はカイロプラクティックで肝硬変やガンを治せるとは、これっぽっちも思っていない。でも何でカイロプラクティックに興味を抱いたのか理解できた。

　自然な力（自然治癒力）を取り戻すカイロプラクティックに魅力を感じたのだ。薬も使わず、手術もしないで人を癒して行くカイロプラクティックに無意識の内に惹かれたのだと思う。

　最初の頃は理科系にも行けなかった僕が医療系に挑戦するなんて、絶対に有り得ないと思っていた。夢にも思わなかった。でも苦しんでいる人達に、温かい手を差し伸べることができるカイロプラクティックに魅力を感じていたのは事実だ。

　今でも大丈夫かな？　と不安になることもある。でも最初から逃げるのは卑怯だと思うことにした。そしてロッキー先生の性格を少し分けてもらうことにした。

　人間頑張ればできないことはない！

　ダメもとでも、張り切って行きましょう！

— # 第10章
ウォルター先生との出会い

ウォルター先生

　ある日、恒例の土曜日の集い。いつものようにヒロ先生のお宅で会食をしていると、ヒロ先生に、
　「コウタ君は、来週の土日、空いてる？」
　「アッ、ハイ、別に特別な用事は入っていませんけど……」
　「じゃあ、ちょっと付き合ってくれないかなあ。友達のオフィスに行く用事が出来てね。届けるものがあるんだ。」
　「ヒロ先生の友人、もちろんカイロプラクターですよね？」
　「もちろん。ちょっと面白い治療をしているから、コウタ君にも見せておいたら参考になると思ってね。」
　「是非お供させてください。」
　そして次の週末に、ヒロ先生の車で、ヒロ先生の友人宅に向かうことになった。

　目的地はサンタ・マリア。ヒロ先生の家から、以前キャンプに出向いたベンチュラを通過して北上。カルフォルニア特有の広大な風景が辺り一面に広がる。収穫後の地がむき出した畑が、果てしなく遙か遠くまで続いている。
　更にヒロ先生のランクルを走らせて行くと、小さな町に入った。車で走り抜けたら５分もかからないほどの町だ。

　車の中で、ヒロ先生はウォルター先生について、色々と話してくれた。

第10章　ウォルター先生との出会い

「ウォルターは大学時代の同級生で、ルーム　メイトだったんだ。1年半ぐらい一緒に住んでいたかなあ。結局、彼は学生結婚して出て行っちゃたけどね。僕と同じ留学生、ペルー出身のね。僕より2歳年上。

彼のお兄さんもカイロプラクターで、ロス・アルモスという場所で開業している。お兄さんは有名で、カイロプラクティックの整形外科専門医の資格を持っている。カイロプラクターの整形外科医は、保険会社と契約していてね、長い間、治療しても治らない患者が、保険会社から送られてくる。そして整形外科的検査を行って、本当に治療の継続が必要かどうかを検査するんだ。時間をかけてね。検査に時間がかかるから、1日に3～4人しか診れない。1人に対して数百ドルも貰えるけど、報告書の量も膨大で、大変らしいよ。

保険会社は何時までもお金を払い続けたくないから、検査の結果で、あと1か月だけ治療が必要だとか、もう治療する必要はないとか、保険会社サイドに有利となる回答を期待している。もちろんカイロプラクティック整形外科医も、患者さんを沢山送って欲しいから、何とか保険会社側に有利な報告をしようと検査を進める。だけどウォルターのお兄さんは正直な人で、間違った診断を下さないので有名になって、今では保険会社も、その判断力や診断力を認めるようになった。

一方、ウォルターはお兄さんとは違って、完全なラテン系の人間でね。実にアバウトな楽天家。彼はスペイン語を話すから、患者さんはメキシコ人が圧倒的に多い。この辺りの農場で働いている人たちなんだろうね。密入国しているメキシコ人も多いから、そこを農場主につかれて、給料も沢山貰えない。

でもウォルターはお金を余り持っていない人でも、よろこんで受け入れている。後で払えばいいからって…優しい奴なんだよ。だからウォルター自身の暮らしは楽じゃないらしいけど、同じスペイン語を話す人たちを、暖かく受け入れている。大した奴だよ。」

 小さな商店街の中に、「Dr. Walter Artiega`s Chiropractic Office（ドクター・ウォルター・ アーティエガのカイロプラクティック・オフィス）」と書かれた小さなオフィスを発見。これがウォルター先生の治療院らしい。車をオフィスの駐車場に止めて、ヒロ先生は包みを持って中に入って行く。僕も後を追う。

「ウォルター、久しぶり！　元気だったか？」
「オーッ、ヒロ、来たか！　顔を見せろ、オーッ、本物のヒロだ、俺のベスト・フレンドのヒロだ、ワッハッハ！」
 とヒロ先生をハグしながら、ヒロ先生の体を左右に揺さぶっている。本当に嬉しそうだ。
「そちらの坊やは、ヒロの友達か？」
「そう、僕の友人であり、患者であり、これからカイロプラクティクの大学に入る、僕らの後輩でもある。ウォルター、こちらコウタだ。」
「ヒロの友人は、私の友人だ。コウタ、ウェルカム。会えて嬉しいよ。」
 と言って、僕もハグされ、身体を左右に揺さぶられた。痛いぐらい……
「初めましてドクター・ウォルター、僕も会えて嬉しいです。」

第10章　ウォルター先生との出会い

ドクター・ウォルターの治療

　ウォルターは僕らを治療室に誘い入れた。僕はチョット驚いてしまった。治療室の中には普通の病院にあるような診察台が2台、部屋の端にカイロプラクティクの治療台が1台置いてある。
　驚いたのは、普通の診察台の周りに置かれた、様々な器械である。何種類あるだろう。数えてみると、5台はある。その他に何かが入っていそうな電気コードが繋がっている金属製の箱（ホット・パック：温熱療法に使う）や、冷蔵庫のような箱（アイス・パック：冷却療法に使う）もある。

「ちょっと他の先生のオフィスと違うだろ。」
　ヒロ先生は、色々な器具を触りながら、ウォルターに尋ねた。
「これは新しい器械だね。何に使うの？」
「これは新しい超音波の器具だ。今までのは、同じ部位に固定できなかっただろ。これは器具が自動に動くから、違った場所に超音波を送れるんだ。全てコンピューターで調整されている。」
「それは優れものだなあ、こんな器械があるんだね今は……」
「アー、ヒロは余り大きな理学療法器具の展覧会には行かないからな。今は昔と違って、色々な器具が開発されている。お陰でオレは、アシスタントを雇わずに、1人でやって行けるんだ。」
「ドクター・ウォルターは1人でオフィスを運営しているのです

か？」
「友達だろ、ドクターはいらない、ウォルターでいい。受付とレセプトは奥さんにやってもらっている。でも奥さんだからタダだ。」
「ナルホド、節約一番なのですね。」
「日によっては、1日に30人くらい来るから、待たせている間に、患者に合わせて、色々な理学療法を受けてもらう。終わったら、あそこのカイロプラクティックの治療台で、カイロプラクティックの治療を受けて終わりだ。」

オフィスには色々な理学療法の器具が所狭しと置かれ、部屋の中を歩き回るのも大変そうだ。でもカイロプラクティックの治療台の周りには、小さなテーブルが置かれてあるだけで、理学療法の器械は置かれていない。
「ウォルターが使うテクニックは何ですか？　ディバーシファイド？　ガンステッド？」
「イヤ、俺は少し不器用でね。ヒロのような様々なテクニックはできない。学生の時はヒロと練習したんだけどね。どうしても身につかなかった。でもモーション・パルペーションはできるぞ。ヒロのようにニー・テクニックを使いたかったんだけど、今までの生活でしゃがむ習慣がなかったから、グラグラしてね。結局はダメだった。だから俺はこれを使う。」
と小さな治療台脇のテーブルに置かれたピストルのような器具？を指差した。
「それは、どう使うんですか？　何かピストルのような、ドリルの

第10章　ウォルター先生との出会い

ような……」

「これはアクティベーターと呼ばれる器具で、アジャストの代りに使うんだ（図1）。」

「アクティベーター？　アッ、似たようなのが、ヒロ先生のオフィスにもありましたよね。」

「アー、あれは昔のアクティベーターで、昔アクティベーターのセミナーに参加した時にもらったんだ。もっとも僕はアジャストにはアクティベーターは使わない。硬直した筋肉を緩ませる時に使うけどね。後は腱反射にも時々使う。もっともこんなことを言ったら、アクティベーターを愛用している人たちに失礼だけど。ウォルターのは最新のヤツだよね、ちょっと大きくなったね。」

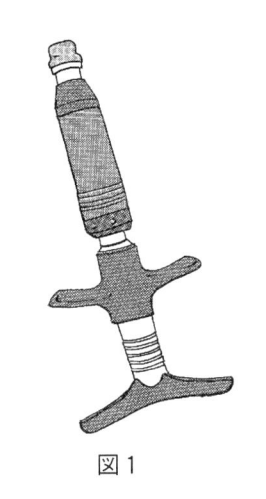

図1

　ウォルターの説明を要約すると、うまく表現できるか分からないけど……

　何でもアクティベーターは1980年代にドクター・ファー（Dr. Fuhr）によって開発されたアジャスター（手や足を使わずにアジャストを行う器具）で、今では数多くのカイロプラクターに使われている（後に日本でも広く使われていると知った）。
　アクティベーターは患者をうつ伏せで寝かせ、左右の踵の長さの変

化（下肢長差と呼ぶ）で、サブラクセーションの有無を検査して行く。これはレッグ・レングス・テスト（Leg Length test）と呼ばれる。患者をうつ伏せで寝かせたままで、色々な体勢を取らせる。両手を上げたり、片手を上げたり、横に広げたりして、特定の体勢で左右の足の長さが変化するかを検査して行く。そして、もし特定な体勢で左右の足の長さが変化したら、その体勢と関連する椎骨の関節にサブラクセーションが生じていると診断して、アクティベーターを用いてアジャストして行く。それで再び同じ体勢を取らせ、下肢長が揃うか確認して行く。確か検査は下肢（足）の部分から初めて、徐々に上の方に移動して行くと説明を受けたように思う。しかしウォルターは、

「俺はモーション・パルペーションが出来るから、下肢長検査はあまり使わない。足の長さで判断するより、直に骨にサブラクセーションが生じているかを検査した方が確実だと思うから。もちろん、その判断はドクターによって異なるから、どちらの検査でも良いと思う。要は患者が治れば、どちらでも良い。」

何だか以前、ヒロ先生が言っていたことに似ているなと思いながら聞いていた。

「ところでヒロ、あの缶詰持ってきてくれたのか？」
「オウヨ！　先週、俺の故郷から、カニ缶がどっさり送られてきたから、オスソわけだ。ホーラ、見てくれ、懐かしいだろ！」
「コレコレ、懐かしいなあ、昔、一緒に住んでいた時にセビチエ（ペルーの魚貝類のマリネ）にして食べたよなあ、旨かったなあ、早

速今晩、料理して食べよう！イヤア、楽しみだ。」

　なんだヒロ先生が持ってきた袋は、カニ缶だったのかあ。そう言えば先週ヒロ先生のお宅にお邪魔した時にカニ料理が出たよなあ、旨かった。日本から送られてくる食べ物は、本当に何でも旨い。僕も定期的に送られてくる母さんからの郵便が楽しみで、楽しみで・・・

ペルーとウォルター先生

　その晩、僕らはウォルターが住むアパートに招かれた。何とペルー料理をご馳走してくれるのだそうだ。初めて食べるペルー料理。もう夜が来るのが楽しみで、楽しみで。

　僕らはビールから始まり、続いてペルーのピスコと呼ばれるワインを飲んでいた。
　聞くところによると、ペルーには日系人が沢山住んでいるそうだ。昔から日本の漁船が中継所として立ち寄る長い歴史を持つらしい。だから日本語が入った食べ物の名前や、場所の名前も沢山あるらしい。そう言えば、以前ペルーには、日本名の大統領がいたなあと思い出した。
　そうなんだあ、知らなかったけど、きっと世界中に沢山の日本人が散らばって住んでいるのだろうなあと考えた。そう言えば、僕が通っていた英会話学校にアルゼンチンから来た日系3世の女の子がいたっ

け。可笑しいことに、その子はブラジル人の女の子と一緒に住んでいて、お互いにスペイン語（アルゼンチン）とポルトガル語（ブラジル）で会話をしていたらしい。ゆっくり話して繰り返し聞いていれば、何となく相手の伝えたいことが理解できるって言っていた。ウーン、人類皆兄弟なのだ！

　暫くピスコを飲みながら、ペルー風マリネのセビチエや、アンティクーチョと呼ばれるペルーの牛ハツの串焼き（これも爆発的に旨い！）を楽しみながら、ウォルターとヒロ先生、ウォルターの奥さんと娘さんと話しが盛り上がっていた矢先、誰かがドアをノックした。夜の7時を回った頃だろうか。
　奥さんが出ると、ポンチョを着た男性が数人、見知らぬ楽器を持って入ってきた。

「ヒロも聞いたことないだろ？　ペルー音楽。彼らはプロでね。アメリカで演奏しながら各地を転々と"流し"のようなことをしながら生活している。たまたま友人の家に滞在しているのを聞いて、俺の友人のために演奏してほしいと頼んだら、快諾してくれたのさ。」
「ヘエッ、それはラッキーだ。僕はペルー音楽といったら、『コンドルは飛んでいる』だっけ？　その曲ぐらいしか知らないからなあ。」
「僕は聞いた経験がありません。どんな音楽なんだろう、ちょっとドキドキしますね。」

　準備をする時間、僕らは静かに待つ。さあ、演奏が始まる。

第10章　ウォルター先生との出会い

　サンポーニングと呼ばれる縦笛が幾つも横に並んでいる吹奏楽器、サボンボと呼ばれる打楽器、そしてギターより少し大きい楽器（名前は忘れてしまった。スミマセン）。

　演奏が始まる。最初はラテン系のテンポが速い曲だった。、とても澄みきった素晴らしい曲だ。そんな曲が数曲続いて、それからは静かな曲が続く。

　もう誰も話さなかった。聞き惚れていた。僕の周りを風が吹き抜けるような錯覚に陥る。山々を望む、ただ広い高原の中に、フワッ、フワッと風が吹いている。陶酔していた。何故かいつの間にか、涙が溢れ出た。

　どのくらい時間が経ったのかも分からずに演奏が終了した。ヒロ先生も僕もただ拍手をするだけで、表現しようのない感動に包まれていた。

　ペルー、恐るべし！

　ウォルターと僕らは深夜まで話し続け、気が付いたら朝になっていた。

　朝食までお世話になり、僕らはヒロ先生のランクルで、コンクリート・ジャングルのロスに向け車を走らせる。

　今回も貴重な経験をさせて頂いた。僕の知恵袋は確実に膨れつつある。感謝、感謝です。

第11章
コウタよ！

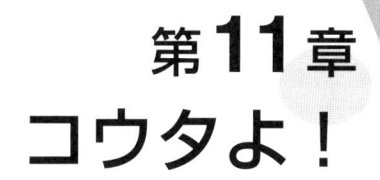

デイジャーブー

　ある晩の国際電話での家族会議……
父「お前ね、そんな簡単にカイロプラクティック大学って、お金はどうすんだい？」
僕「お金は必ず返します。将来への投資だと思って、僕にお金を貸して下さい。」
母「アンタね、普通の大学でそこそこの成績が取れたからって、カイロプラクティックの大学は大変なんでしょう？　今まで成績が良かったのはまぐれよ。きっと元のコウタに戻るに違いないわ！　自分を見つめ治してごらん？　イチ、ニ、イチ、ニのコウタなのよ。」
僕「それは目標がなかった頃の話しだ。勉強する意味が分らなかったから、あの頃はやる気にならなかったんだ。今は違う、目標ができたんだからしっかり勉強を続けられるさ。」
姉「あなたは何時もそう言って何かを買ってきては、１ヶ月もすれば冷めてゴミ箱に捨ててたんじゃあないの？」
僕「今は違う、僕の人生の最大の目標が出来たんだよ。遊びなんかじゃないんだ、本気なんだ！」

　UCLAに移っても、留学前のデイジャーブーのような家族会議やバトルが繰り返された。一時帰国した時は家族に、
　「お前、熱があるんじゃないの？　ロスで熱中病になったんじゃあないの？　自分が誰だか分かってる？　名前をちゃんと言える？」

第11章 コウタよ！

「お前はドクターになれる顔ではない！ お前がドクターなら、私はアインシュタインになれる！」
と支離滅裂な罵声を浴びた。
　確かに昔の僕だけを知る人達は同じような気持になるだろう。変わった本人が一番驚いているんだから……
　母親は「お前がねー、あんたがねー、高校の時は入学できる学校を探すのにも苦労したのにねー、そんな学校でも進級するのに大変だったのにねー、担任の先生に呼ばれる度に謝り続けてたのにねー、成績が悪いか、ケンカでしか呼ばれなかったのにねー」と人の顔を見る度に独り言を繰り返す。
　姉は人の顔を見ると「プッー、アッハッハ」と笑い出す。
「コウタが、ドクター？　ガッハッハ」と笑いながら、次に落ち込んで「世の中も終わりだわ、こんな奴がドクターになったら天地がひっくり返る。最悪の時代だわ。いつでも避難できるように準備しとかなくちゃ、アーコワ、コワ」と真面目に、乾パンや缶詰などの非常食を普段持ち歩くカバンに詰めていた。
　そして一時帰国からアメリカに戻る少し前のある晩、父親が僕を書斎に呼んだ。
「コウタ、カイロプラクティックの大学に行きなさい。お金は私が工面する。お父さんはお前を信じることにした。お前、憶えているか？　父さんがお前のラグビーの試合を観に行った時があったよね。お前が右ウイングを守っているとき、相手に左サイドを抜かれて独走された時、お前は迷うことなく、逆サイドから追いかけたことがあっただろう？　あの時、絶対間に合わないと分かっているのに、グラン

ドの全く反対側にいたお前は諦めずに走ったよな。あの試合を父さんは思い出したんだ。お前は誰もがダメだと思っても、追いつくと信じて相手を追い続けた。あのシーンを思い出したよ。大丈夫、お前なら出来る。ダメだと思っても走り続けたあの気持があれば、きっと成し遂げられると思う。少なくとも俺の血を半分受けついているんだ、あの時のガッツで頑張れ、お前は自分の夢に向けて走り続けられる男だ。父さんはそう信じてる……」

「……父さん……ありがとう……」

高校の同級生との飲み会

　カイロプラクティックの大学に入る前の夏休みを利用して、再び一時帰国した。4大を終え、カイロプラクティック大学の面接も無事無難に終了し、入学も許可された。もう後戻りは許されない。希望と恐怖心に包まれながら、いざアメリカに戻るという数日前、僕が日本に帰国していると聞いて、高校の同級生が飲み会を開いてくれた。

　待ち合わせした店に行く前に駅前で合流したのは、生命保険会社に入社している野町だ。少々おでこが後退し始めているので驚いた。高校の卒業式以来の再会だった。

　彼は僕と違い成績優秀で、普通の大学に入り、普通の社会人になった。野町が開口一番、

「変わらないなーお前は、俺らはもう25歳だぜ、アメリカで何やってるの？　まだ遊んでるの？　真面目に働きなさいよ、仕事は何やっ

第11章　コウタよ！

てるの？」

「エッまだ学生だけど。」

「お前ね、何浪したの？　大学に入れたの？　お前は成績悪かったからなー。」

「アメリカに帰ったらまた他の大学に行くんだ。」

「バッカだなーお前は、また何か問題起こしたのかよ、他の留学した奴らは、もう帰国しているぜ、もうモタモタしてないで、早く卒業して帰っておいで。」

「アーでもあと4年かかるんだよ。」

「4年ということは、やっと大学に入れた訳？　お前、本当にバカだね、25歳でやっと大学に入るのかよ？　お前、英語話せるの？英語のクラスもバカ組だったもんな。」

こいつには、あまり説明しない方が良さそうだ。ドクターコースに行くなんて信じてくれるはずがない。余り詳しい話しもせずに、他のメンバーと待ち合わせしている店に向かった。

その日に集まってくれた友人は野町を入れて10名。殆どの奴らは僕がこれからカイロプラクティックの大学に入学することは知らない。

そもそもカイロプラクティック自体を知っている奴も少ないだろう。だから詳しい説明をする気はない（だから、この本を買わせて読ませるつもり）。

日本でも治療院が増えているカイロプラクティックではあるが、まだまだ知名度は低い。

その日に来てくれた友人の中には、僕がこれからカイロプラクティック大学に入学すること知っている奴もいる。でもきっと“誰でも入

れる専門学校"程度に受け止めているに違いない。だから一生懸命カイロプラクティックを説明する気にはなれなかった。

皆で高校生時代の話しに花を咲かせていた時、隣に座った大松が僕に尋ねた。

「お前、アメリカの大学に行ってるんだろ？　日本語でも大丈夫なの？」

「もちろん英語だよ。」

「お前、英語を聞いて何を言っているのか分るの？」

「まあ全部を聞き取れている訳ではないけど、一応ノートは取ってるから……」

「凄いんだな、お前。」

こいつらにカイロプラクティックの話しや、ドクターコースの説明をしても理解してもらえないなと思うのですよ……

それから数日後、17時に成田に到着。ロスアンゼルス行きの全日空002便は19時に出発する。見送りを断った僕は、一人で空港に着いた。

最後に自分の選択が本当に正しかったのか、もう一度確認してみたかったのだ。

チェックインを済ませた後、飛行機の発着が見えるレストランに入る。生ビールとぬか漬けをオーダーする。暫くは日本の生ビールも飲めないだろうし、ぬか漬けとも当分おさらばだ。

思えば新宿の紀伊国屋で出会ったスポーツトレーナーの本が、アメリカへの留学の決め手となった。

ロスの英会話学校に来ていた日本人の内、大学まで行った人は半分

に満たなかったと思う。多くの日本人は、日本の大学を卒業してから1年ほど渡米して、アメリカ留学を経験するのが目的だった。そして大学に入って無事に卒業した人も、また入学した人の半分程度だと思う。

　ホームシックになって帰国した人、学業についていけなくて挫折した人、家族の問題や、金銭的問題等の何らかの理由で帰国した人達も見てきた。中にはエイズに感染して帰国した人もいた。

　僕はラッキーにも大学を卒業することができた。そして、これからカイロプラクティックの大学生活が待ち受けている。

　色々な人達にも会い、色々な経験も積んだ。日本を別の角度から見つめ直すこともできた。出会い、別れ、喜び、悲しみ……これから経験することは、おそらく僕の人生にプラスになって行くに違いない。

　今までのアメリカ生活は僕を大きく変えた。間違った選択ではなかったと思う。

　これからの試練に真正面から立ち向かう決心をした僕は、「ヨーッシ！」と一言残し、ロスに向う飛行機のゲートに向けて歩き出した。

　新たな環境や生活が待つロスに向けて、襟を正して新たな挑戦に立ち向う。

陽はまた昇る！

　9月からカイロプラクティックの大学が始る。全く不安が無いわけではない。月曜日から金曜日まで毎日7時間の授業が待ち構えている。

テスト、テストの嵐も待ち受けている。大丈夫、今まで出来たんだから、きっと出来るさ、と自分に言い聞かせながらもドキドキした心臓の鼓動は止まない。

　でも僕にはヒロ先生、高橋先生、ソノエ先生、ジョン先生、ロッキー先生がいる。テリーもまだ学校にいる。

　僕は様々な悩みに苦しんでいる人達に手を差しのべ、苦しみを分かち合いながら、症状や感情を和めて行くカイロプラクティックの素晴らしさを知っている。

　治療した後の、あの患者さん達の笑顔を思い出せば、大丈夫、きっとやり遂げられる。

　イヤ、やり遂げてみせる。

　たとえ陽は沈んでも、必ず陽はまた昇る！　昇ってみせる！

おわりに

　カイロプラクティックを正しく伝えるには、どうしたら良いのか？　日本に帰国して長年悩みました。長い間、ノンフィクションで書くと、今までに紹介されてきた堅い内容の本になってしまうと悩んでいたのです。そんなある時に、偶然にある有名な経営コンサルタントが書いた本を読む機会に巡り会いました。内容は小説風で、最後に「この本の内容はフィクションです」と書かれていました。これだ！　と思いました。カイロプラクティックをフィクション形式で紹介すればいい！　思いついてからは、次々にアイデアが浮かんで来ました。

　昔を回想しながら、懐かしく思い出しながら書きました。すると本を書いている途中で、本文に登場するドクターに久しぶりに会って、私の事を思い出してネットで検索したら見つかったというメールが届きました。20年近いご無沙汰でした。まさしく単なる偶然とは思えない出来事でした。きっとどこかで見えない何かが繋がっているのでしょう。会わなくなっても、昔の想い出は心のどこかに残されているのだと確信しました。

　文中にも書きましたが、この本で紹介したテクニックがカイロプラクティックの全てではありません。一般的によく使われているテクニックをご紹介したつもりです。偏らないように書いたつもりですが、

自分が使っているテクニックを優先してしまったのは事実です。紹介していないテクニックもありますが、充分な資料が集まらなかった為とご了承下さい。また機会がありましたら、資料を集めて他のテクニックもご紹介して行きたいと考えています。

　誤字だらけ、間違いだらけ、意味不明で文法も滅茶苦茶、それを何とか読める状態にまで辛抱強く校正してくれた妻に、限りない感謝を送ります。本文のコウタのように、走り出すとどこに行くか分らない、暴走した私の文章の軌道を修正しながら、そして時にはブレーキも踏んでくれました。本当にありがとう。

　「カイロプラクティック物語」は平成18年に東宣出版社から発行した「カイロプラクターをめざして」を大きく加筆、校正、編集、改題したものです。前述しましたが、カイロプラクティックには数多くの考え方やテクニックがあり、全てをご紹介するのは困難です。しかし数年前から、日本でも広く一般化して用いられるようになったアクティベーターを紹介すべきだと考えていました。色々と模索していた時、たにぐち書店の谷口直良　社長が改訂版の出版を快諾して下さいました。快く受け入れて頂いたことに深く感謝いたします。本当にありがとうございました。

　カイロプラクティックは発展途上の治療法です。これは他の医療や科学と同じであることを強調しておきます。

　　　　　　　　　　　　　　　　　　　　　　　　　おわりに

皆様の深いご理解を願っております。

　平成26年
　　　　　　　　　　　　　　　　　　　　　　　　仲井 康二

[著者略歴]

仲井 康二(なかい・こうじ)

1958年　静岡市生まれ。
1986年　米国カリフォルニア州パサデナ市立大学卒業。
1989年　クリーブランド カイロプラクティック大学LA校卒業（D.C.）。
1992年　米国カイロプラクティック協会公認スポーツ認定医（C.C.S.P.）。
1993年　帰国後、ナカイ カイロプラクティック オフィス開設。
2004年　セサミ カイロプラクティックと改称して現在に至る。

ハンズ プラクティス カレッジ講師

カイロプラクティック物語

2014年12月22日　第1刷発行

著　者　仲井 康二
発行者　谷口 直良
発行所　㈱たにぐち書店
　　　　〒171-0014　東京都豊島区池袋2-69-10
　　　　TEL. 03-3980-5536　FAX. 03-3590-3630
　　　　http://t-shoten.com　http://toyoigaku.com

落丁・乱丁本はお取替えいたします。

ダイレクトテクニック Part 1
基本カイロプラクティック テクニック
Direct Technique Part1 ［第 2 版］
TEXTBOOK of CHIROPRACTIC

● 仲井康二 著
● A4判／82頁／本体4,000円＋税

ディバーシファイドテクニックを初めとする、直接的なテクニック、基本的なカイロプラクティックの紹介書。本書では、ファーストステップ、骨盤、腰椎について、写真と図版でわかりやすく解説。

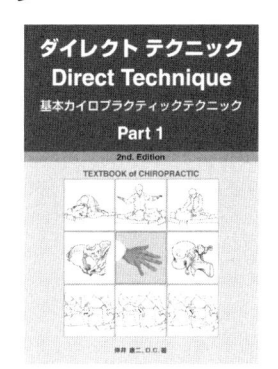

ダイレクトテクニック Part 2
基本カイロプラクティック テクニック
Direct Technique Part2 ［第 2 版］
TEXTBOOK of CHIROPRACTIC

● 仲井康二 著
● A4判／82頁／本体4,000円＋税

著者が携わっている臨床と研究の中で出会った、直接的なテクニック、基本的なカイロプラクティックの紹介書。本書では胸椎、頸椎を、それぞれ写真と図で、様々な検査、テクニックが数多く紹介。

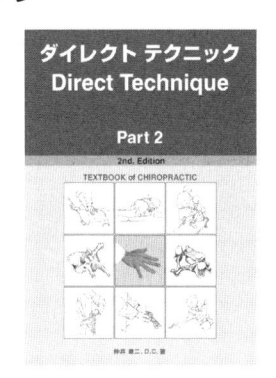

お申込み・お問合せ　たにぐち書店
TEL. **03-3980-5536**　FAX. **03-3590-3630**
http://t-shoten.com　http://toyoigaku.com